現場で役立つ会話術

看護で使える言葉がけ

日本大学病院　看護部長
看護職キャリアサポート代表

木澤晃代
濱田安岐子

シーン別
実例
250

JN062637

つちや書店

はじめに

　看護の仕事は、当然ながら人が相手です。これから
IOTやAI化が進む社会になっても、看護が人と関わる
ことの大切さは変わらず、むしろとても重要になって
いくことでしょう。

　本来、看護は健康な人をも対象としますが、多くの
場合、対象者は傷病や障害を抱えています。みなさん
なら、自分の体調が悪いときや苦しいときに、どのよ
うな対応を望みますか？

　本書では、「看護の言葉がけ」として、場面に合った
対応例をわかりやすく掲載しています。患者さんとの
関わりの経験が少ない方には導入例として、指導にあ
たる方には指導例として、患者さんとのコミュニケー
ションに苦手意識のある方には振り返りとして活用し
ていただけると思います。

　本書に掲載のフレーズは、いずれも患者さんにとっ
て大切なひと言となるものですが、それ以上に大切な
のは、コミュニケーションを一方的なものにせず、相
手の反応を見ながら言動を変える思いやりの気持ちを
持つことです。相手の立場に気持ちを寄せ、その人の
気持ちに関心を持つことが、言葉がけの大前提です。や

さしくされたら「自分もやさしくしたくなる」——。
そんな思いやりがともなった関係性を作る「ケアリング」を前提にしてこそ、言葉がけは活きてきます。

　ときには、患者さんからの感情の吐露や苦情によって私たちは困惑し、対応に悩むことがあります。人を相手にする職務上、傷つき悩むことを避けては通れない部分があります。しかしそこには、その現象を引き起こしている真の問題があるはずです。表面的な事柄にばかり目が行きがちですが、とっさの感情で対応するのではなく、真の問題に目を凝らしてください。そこに解決の糸口があるはずです。

　言葉で傷つくこともあれば、言葉に救われることもあります。人が苦しいとき、弱ったときに、いつも看護はそばにあります。

　本書が看護のプロフェッショナルとして、心地よいケアを提供するための一助となれば幸いです。

日本大学病院 看護部長　木澤晃代

Contents
目次

本書の使い方

本書では、看護の現場で役に立つ基本的な言葉がけについて、シーンや相手のタイプ別に紹介しています。具体的な状況をイメージしながら、実際に声にだして練習しましょう。

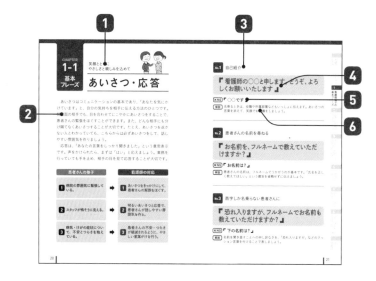

1️⃣ 看護現場のシーンや患者さんのタイプを示しています。

2️⃣ 看護現場の状況と問題点、留意すべきことを解説しています。

3️⃣ 具体的な看護のシーンです。

4️⃣ 言葉がけのお手本例です。

5️⃣ 対応しがちなNG例です。

6️⃣ 解説と注意すべき事項についての説明です。

Introduction

看護コミュニケーションの
基本

看護現場で患者さんやご家族と
コミュニケーションを図るときには、
相手への敬意を表す必要もあります。
基本的なマナーと接し方を確認しましょう。

患者さんの気持ちを把握して
不安感を払拭

言葉がけの心がまえ

医療現場において、患者さんともっとも間近で接する看護師は、患者さんにこまやかな言葉がけをおこない、安心して治療を受けてもらうように配慮しなければなりません。言葉がけが気持ちのこもっていないルーチンワークでは、患者さんが嫌な気分になったり、不安を覚えるようになってしまいます。

看護師にとっての言葉がけは、患者さんの気持ちと状況を正しく把握するためのものです。目の前にいる患者さんの様子を観察しながら、治療への不安や苦痛を感じてはいないかを聞き取ったり、気配りの言葉を添えることが、患者さんの不安や緊張を取り除き、ひいては患者さんの回復への意欲を生みだすことにつながります。

信頼関係は言葉がけから

人は他者からの働きかけがないと「無視されている」と感じ、悲しみやつらさから思いも寄らない行動に出てしまうものです。患者さんも同様で、言葉をかけずにいると、さびしさや待ち時間への怒りを感じやすくなります。

たとえ初対面の患者さんでも、「あなたを気にかけていますよ」という気持ちを込めて声をかけ、信頼関係を築きましょう。

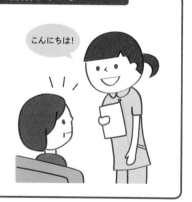

こんにちは！

患者さんへの言葉がけのポイント

1 気持ち・状況を把握する

表情やしぐさ、発言内容から、患者さんがどのような心情・状態にあるかを把握し、気づかいと思いやる気持ちを伝えましょう。

2 敬意を持って話す

病気やけがへの不安を抱える患者さんの心情に寄り添い、敬意が感じられる言葉遣いを心がけましょう。親しくなっても、馴れ馴れしい態度はNGです。

3 わかりやすい言葉を使う

患者さんには専門用語や略語は使わず、だれにでもわかる言葉に言い換えて話しましょう。流行語や若者言葉を使うのはNGです。

4 聞き上手になる

看護師は自分で話すよりも、患者さんの話に耳を傾けましょう。あいづちをうまく使ったり、患者さんの気持ちに共感しながら話を聞くようにします。

5 話しやすい雰囲気を作る

話を聞くときは仕事の手を止め、患者さんが「この人は私の話を聞いてくれる」と思える雰囲気を作り、コニュニケーションを深めるようにしましょう。

6 「待つ」ことを大切にする

自分の気持ちをなかなか言いだせない患者さんには、「いつでも話してくださいね」などと声をかけ、話し始めてくれるのを待ちましょう。

医療機関の
イメージが決まる

看護における言葉がけとは

　さまざまなウェブサイトに、病院の評判が書き込まれています。そこでは、正しい医療を提供しているにもかかわらず、スタッフの接遇の悪さが原因で低い評価を受けてしまっている医療機関も少なくありません。医療行為そのものよりも、スタッフの患者さんへの接遇が医療機関の印象を決めている可能性もあるのです。

　接遇の基本になるのは、あいさつをはじめとする言葉がけです。そして、あいさつやちょっとした気づかいが感じられる言葉がけで、病気やけがへの不安と苦痛にさいなまれている患者さんの心をほぐすことができます。

　どんなときでも適切で気持ちのよいコミュニケーションができるよう、日ごろから言葉の使い方に敏感になっておきましょう。

患者さんは常にデリケートな状況

　病気やけがをしている患者さんは、スタッフの発言にとても敏感になっています。患者さんやご家族は、常にデリケートな立場に置かれているということを忘れずに、ていねいな対応を心がけましょう。

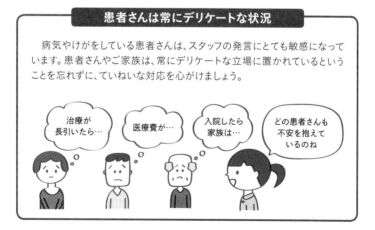

治療が
長引いたら…

医療費が…

入院したら
家族は…

どの患者さんも
不安を抱えて
いるのね

言葉の選択で印象が変わる

同じ内容の対話でも、言葉の選び方で印象は大きく変わります。

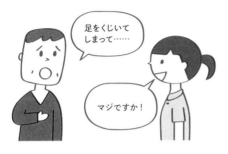

NG

敬意を感じられない乱暴な言葉で患者さんに応対するのは、失礼にあたります。

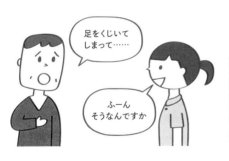

NG

そっけない応対は、「つらさをわかってくれない」と患者さんが不満を抱きかねません。

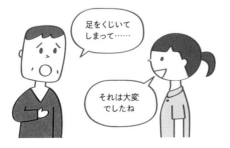

OK

患者さんへの共感をていねいな言葉で伝えれば、信頼関係が生まれます。

話を受け止めて
共感する

患者さんとの接し方

　患者さんと話すときには、「あなたの話を受け止めています」ということを態度と言葉で示す必要があります。話をさえぎることなく、患者さんの目を見て聞き、あいづちを打ちながら発言を肯定的に受け取るようにします。さらには、「わかります」「おつらいですよね」などと共感したり、「つまり、○○ということでしょうか？」と患者さんの言葉を言い換えるなどして、患者さんの気持ちの把握を心がけましょう。

　このような会話の方法は、患者さんと良好なコミュニケーションを築くためのものであって、決して患者さんを都合よく誘導するためのものではないことを忘れてはいけません。

話題は患者さんの興味があるものを

　患者さんとの会話では、患者さんが興味のあることを聞きだしながら、話を弾ませるようにします。

　ただし、守秘義務やプライバシーの観点から、話題にするのは避けたほうがよいものもあります。

避けたほうが よい話題	● 宗教・信仰　● 政治 ● 有名人・芸能人の訃報（死を連想させるため） ● ほかのスタッフや患者さんに関する話 ● 医師が説明すべき話

めのポイント／ペース

ミュニケーションて大切なこと

わせ／チェックリスト

族への

ティなどコミュニケーションとトラブル

ティケーションで気をつけたい

患者さんとの接し方 ❶
気持ちを「観察」する

適切なケアを行うためにも、患者さんの言動をよく観察し、言葉にならない気持ちを読み取りましょう。

● 気持ちを「観察」するポイント

表情、視線 ▶ 患者さんの気持ちがもっとも表れやすい部分です。あいさつと会話をしながら、表情や視線の動きなどを確認しましょう。

声のトーン ▶ 声のトーンがいつもより低い、または高い場合には、患者さんの心情に何らかの変化が起こった可能性があります。

しぐさ ▶ 落ち着きがあるかどうか、緊張で無意識に力んでいないかなどを見ます。緊張しているときには、発汗などの生理現象も見られます。

行動 ▶ 歩き方や話し方などの体の動きに問題がないかを確認します。入院中の患者さんの場合は、病室での過ごし方に変化がないかどうかもチェックします。

言葉の変化 ▶ いつもより言葉数が増減していないか、症状の訴えに変化がないかを確認しましょう。

●「観察」して「予測」する

患者さんの様子を観察していると、その人の個性と傾向が見えてきます。その「いつも」の状態と「今」の状態とを比べ、なにか変化があったら「もしかして○○かもしれない」と予測することが、適切なケアにつながります。

観察・予測 ▶ ▶ ▶ **適切なケア**

食事後はつらそう

食事の量が多いのかもしれない

少し多いのよね……

少し減らしましょう

●傾聴のポイント

相手を理解するために聞く

患者さんの話は、ただのおしゃべりとして聞き流さず、患者さんの気持ちを理解しながら聞くことが大切です。

話を途中でさえぎらない

伝えたいことがあったとしても、患者さんの話を途中でさえぎったりせず、最後まで聞いたうえで話を切りだします。

アドバイスや意見はしない

「それは間違っている」といった意見は述べず、「そうでしたか」「大変でしたね」などと、肯定的な反応を心がけます。

●あいづちで会話を弾ませる

　あいづちには、相手の話に共感・感心・納得していることを伝える効果があります。話を聞くときには、適度にあいづちを打つようにしましょう。あいづちにおいてもていねいな言葉遣いを心がけ、同じ言葉でのあいづちをくり返さないようにします。

OK

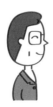

「はい」
「ええ」
「確かにそうですね」
「なるほど」
「さようでしたか」
「そのとおりですね」

　あいづちを打つときには、話に納得しているようにうなずいたり、内容に合わせてほほえむことで、患者さんに「あなたの話を聞いています」と伝えることができます。

●傾聴しながら相手を知る

患者さんの気持ちをさらに引きだして理解するためには、共感したり、患者さんの気持ちを想像して尋ねるようにしましょう。

感情に共感する

昨日も眠れなくって……

共感
まぁ……。それはおつらいですよね

そうなの！ 本当につらいのよ！

患者さんの気持ちを代弁するような共感の気持ちを伝えることで、患者さんに「自分を理解してもらえた」と感じてもらえます。

重要な言葉をくり返す

最近、脚がしびれてつらくって

くり返し
しびれがおつらく感じられるのですね

ええ。特に付け根のあたりが……

重要と思われる言葉をくり返すことで、患者さんに「わかってもらえた」「聞いてもらえた」と安心してもらえます。

15

質問する

問診や説明をするときは、質問のタイプを組み合わせながら、患者さんの気持ちの理解を深めていきましょう。

●質問のタイプ

①ナチュラル・クエスチョン
（Natural Question）

「お名前は？」「何歳ですか？」など、答えが１つしかない質問です。おもに、患者さんの個人情報などを確認するときに使います。プライバシーに関わることも多いので、質問する場所や声の大きさなどに配慮します。

お住まいはどちらですか？

○○市です

②クローズド・クエスチョン
（Closed Question）

「はい」または「いいえ」、ＡまたはＢといった、二者択一で答えられる質問です。回答しやすく、明確な回答が得られるので、問診などで使用します。しかし、患者さんの症状や情報をくわしく把握することはできません。

昨日から頭が痛いのですか？

はい

③オープン・クエスチョン
（Open Question）

相手に自由に回答してもらえる質問です。会話が広がりやすく、患者さんの気持ちや訴えを正確に把握できます。ただし、話がまとまらないこともあるので、時間に制限があるときなどには不向きです。

頭がどのように痛いのですか？

ズキズキしたり、ガンガン響くこともあります

●2つのタイプの質問を組み合わせる

　患者さんと質問で会話を進めていく場合には、クローズド・クエスチョンとオープン・クエスチョンを組み合わせて用います。

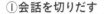

①会話を切りだす

　クローズド・クエスチョンからオープン・クエスチョンに導くことで、会話が広がりやすくなります。

クローズド・クエスチョン
昨日はよく眠れましたか？

はい

オープン・クエスチョン
いつもと比べて
寝つきはどうでしたか？

そうですね……、早いほうだったかな？

②患者さんの調子が知りたいときなど

　時間をかけて対話できるときには、オープン・クエスチョンを中心にして、確認や補足のためにクローズド・クエスチョンを用います。

オープン・クエスチョン
今日はいかがなさいましたか？

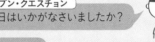
朝から膝が痛いんです

オープン・クエスチョン
それはどのような痛みですか？

ズキズキと痛みます

クローズド・クエスチョン
昨日は痛みはなかったのですか？

はい

時間管理と
コミュニケーション

　本書では看護職としてのコミュニケーションの重要性から、すべての場面でていねいに対応することを推奨しています。しかし、実際の医療現場では、複数の患者さんに対して同時進行でケアや治療の補助を進めていくため、1つひとつの業務でていねいな対応をすることが難しいことがあります。スケジュールを確実に実施しなければ、患者さんの回復を妨げる結果となる可能性があり、対応のていねいさよりも看護業務の実施のほうを重要視することが多いからです。そのため、ていねいなコミュニケーションと、なるべく多くの患者さんのケアすることは相反する目標であるように感じられるかもしれません。しかし、その両立を実現するのが看護職なのです。

「ていねいな対応」とは、時間をかけたコミュニケーションではなく、患者さんをはじめとした、コミュニケーションを取るべき相手に敬意が伝わる対応をすることです。限りある業務時間を有効活用するには、対応する時間に限りがあることを、相手に伝えることも大切です。患者さんと話をしていると、楽しさから時間を忘れがちですが、自分自身で時間を管理する必要もあります。対応の前には、「この患者さんとの対応は○分だけ」と決めて、「楽しいお話をありがとうございました」などの言葉を伝え、相手が気持ちよく話を終えられるようにしましょう。

（濱田安岐子）

CHAPTER

1

看護現場での
基本フレーズ

あいさつやあいづちは、
コミュニケーションの基本です。
いつでも患者さんとご家族の視線を意識しながら、
正しい対応を心がけましょう。

笑顔とともに
やさしさと親しみを込めて

あいさつ・応答

あいさつはコミュニケーションの基本であり、「あなたを気にかけています」と、自分の気持ちを相手に伝える方法のひとつです。初対面の相手でも、目を合わせてにこやかにあいさつをすることで、患者さんの緊張をほぐすことができます。また、どんな相手にも分け隔てなくあいさつすることが大切です。たとえ、あいさつを返さない人とわかっていても、こちらからは必ずあいさつをして、話しやすい雰囲気を作りましょう。

応答は、「あなたの言葉をしっかり聞きました」という意思表示です。声をかけられたら、まずは「はい」と応えましょう。業務を行っていても手を止め、相手の目を見て応答することが大切です。

患者さんの様子		看護師の対応
1 病院の雰囲気に緊張している。	➡	**1** あいさつをきっかけにして、患者さんの緊張をほぐす。
2 スタッフが怖そうに見える。	➡	**2** 明るいあいさつと応答で、患者さんが話しやすい雰囲気を作る。
3 病気・けがの症状について、不安とつらさを抱えている。	➡	**3** 患者さんの不安・つらさが軽減されるように、やさしい言葉がけを行う。

No.1 自己紹介

『 看護師の○○と申します。どうぞ、よろしくお願いいたします 』

×NG 『 ○○です 』

解説 名乗るときは、役職や所属部署などもいっしょに伝えます。あいさつの言葉を添えて、笑顔でお辞儀をしましょう。

No.2 患者さんの名前を尋ねる

『 お名前を、フルネームで教えていただけますか? 』

×NG 『 お名前は? 』

解説 患者さんの名前は、フルネームでうかがうのが基本です。「氏名を正しく教えてほしい」という趣旨を省略せずに伝えましょう。

No.3 苗字しか名乗らない患者さんに

『 恐れ入りますが、フルネームでお名前も教えていただけますか? 』

×NG 『 下の名前は? 』

解説 名前を聞き直すことへの申し訳なさを、「恐れ入りますが」などのクッション言葉を付けることで表しましょう。

No.4 自分の病院・医院の呼び方

『 私どもわたくし 』
『 当院 』

×NG 『 うちの病院（医院）』

解説 「私どもわたくし」は、「私たち」の謙譲表現です。敬うべき相手に対し、自分を含めた仲間のことを表すときに使います。

No.5 患者さんの依頼を受ける

『 かしこまりました 』
『 承知いたしました 』

×NG 『 わかりました 』

解説 よく用いられる「了解しました」は敬意を含まない言葉なので、患者さんへの応答としてはふさわしくありません。

No.6 わからないことを尋ねられた

『 わかりかねますので確認いたします 』

×NG 『 わかりません 』

解説 「わかりかねます」の代わりに「存じ上げません」を用いてもOKです。わからないことは上司や先輩に確認しましょう。

No.7 できないことを依頼された

「 いたしかねますが、○○でしたら対応できます 」

✕NG「 できません 」

解説 自分ができないことを引き受けるのはNGです。失礼のないようにできないことを伝え、代わりの提案をしましょう。

No.8 診察室や病室に入るとき

「 失礼します 」

✕NG 無言で入る。

解説 入室時には必ずノックをして、「失礼します」と告げます。たとえだれもいない部屋であっても、このひと言が大切です。

No.9 患者さんと話している医師に緊急で声をかける

「 お話し中、失礼します 」

✕NG「 先生、○○ですが…… 」といきなり用件を話す。

解説 いきなり話に割り込むのは、患者さんにも医師にも失礼です。割り込むことへの謝罪の気持ちを伝える言葉を添えましょう。

CHAPTER 1-2

基本フレーズ

忙しくても患者さんへの
気づかいを忘れずに

外来

外来での看護業務は、患者さんの視界に入りやすいものです。常に見られていることを忘れず、言葉遣いにも気をつける必要があります。どんなに忙しくても、乱暴な言動や、大声での呼びかけなどは避けましょう。

患者さんを呼ぶときは、はっきりとした口調で、フルネームで呼ぶことが基本です。外来の長い待ち時間のせいで、患者さんが不満を抱くことがありますので、診察・検査の順番がきたら「お待たせしました」と、おだやかな表情での対応を心がけましょう。診察後は「お大事になさってください」などの、患者さんを気づかう言葉も忘れないようにします。

患者さんの様子		看護師の対応
1 初めて訪れる医療機関なので、勝手がよくわからない。	➡	1 困っている様子の患者さんには、積極的に声をかける。
2 医師とうまく話ができない。	➡	2 患者さんが医師と話しやすい雰囲気になるような言葉がけをする。
3 待ち時間が長く、いらだっている。	➡	3 いらだちを軽減させるような、おだやかな対応を心がける。

No.10 受付に来た患者さんに

『 ご予約の方でしょうか? 』

✕NG 『 予約してますか? 』

解説 予約制の医療機関で、来院した患者さんに予約の有無を確認するフレーズです。「ご予約なさっていますか?」と尋ねても○Kです。

No.11 初診の患者さんに

『 こちらの病院は、初めてですか? 』

✕NG 『 初診ですか? 』

解説 「初診」は、医療業界の専門用語です。あまり病院に縁のない人にはわかりにくいので、言い換えましょう。

No.12 保険証の提示をお願いする

『 保険証は、お持ちでしょうか? 』

✕NG 『 保険証をだしてください 』

解説 「だして」といった直接的な表現ではなく、「持っていればだしてほしい」と間接的な言い回しにすることで、敬う気持ちを表すことができます。

No.13 問診票の記入をお願いする

『 こちらの用紙に記入をお願いします 』

×NG 『 これ、書いておいてください 』

解説 問診票を渡したら座席に案内するなどして、患者さんが記入しやすい場所へ移動する手伝いもしましょう。

No.14 受付を済ませた患者さんに

『 順番がきましたらお声がけしますので、そちらにかけてお待ちください 』

×NG 『 そこで待っていてください 』

解説 受付後の流れを説明するフレーズです。場所を示すときは「そこ」「ここ」ではなく、「そちら」「こちら」と伝えます。

No.15 長時間待っている患者さんに

『 ていねいに診察される先生ですので、時間が遅れて申し訳ありません 』

×NG 『 もう少し待っててください 』

解説 お待たせしていることを謝罪したうえで、待ち時間が長くなっている理由を、患者さんが納得できる形で説明します。

No.16 患者さんを呼ぶ

『 山田さま、山田一郎さま。1番診察室に
お入りください 』

×NG 『 山田さーん(間延びさせる) 』『 山田さん、山田さん!(連呼する) 』

解説 待合室全体を見回し、ゆっくりと落ち着いた声で呼びだします。呼び間違いがないように、名前の読み方をカルテで確認しましょう。

No.17 診察室に入ってきた患者さんに

『 お待たせしました 』

×NG 待たせたことへの気づかいの言葉がない。

解説 どんな患者さんでも多少なりとも待たされています。待ち時間が短かった患者さんにも、必ずこの言葉をかけましょう。

No.18 症状を訴える患者さんに

『 急に症状が出て、驚かれましたよね 』

×NG 『 へー、そうなんですか 』

解説 患者さんが症状を話したときのあいづちでも、「そのつらさを受け止めています」と伝えることができます。

No.19 診察終了後①

今日の診察はこれで終わりです。お疲れさまでした

×NG 「 はい、おしまいです 」

解説 「おしまい」だけではなく、診察が終わったことを明確に伝え、ねぎらいの言葉を添えます。

No.20 診察終了後②

お大事になさってください

×NG 「 お大事に〜（間延びした言い方で）」

解説 「お大事に」は診察後の定番フレーズですが、語尾はのばさず、気持ちを込めた言い方を心がけましょう。

No.21 診察終了後③

1階で会計をなさってお帰りください

×NG 「 終わったので、会計したら帰っていいですよ 」

解説 診察後にはあいまいな案内はせず、「どこで」「なにをして」「帰っていいか」を明確に伝えます。

No.22 院内で迷っている患者さんに

『 なにかお困りですか? 』

×NG 患者さんに声をかけない。

解説 迷っている様子で院内マップの前などにいる患者さんには、「どちらに
お越しでしょうか?」と声をかけましょう。

マスク着用時の患者さんとのコミュニケーション

　感染予防のためには、マスクの着用が欠かせません。しかし、マスクを
着用すると顔が半分ほど隠れてしまい、表情がわかりにくくなってしまうな
どの問題点もあります。マスク着用時には、下記の点を意識しましょう。

あいさつ時にはマスクをはずす

マスクを着用していると表情がわかりにくいため、患者さんに不安を抱かせる
こともあります。初対面の患者さんやご家族に対してあいさつするときは、い
ったんマスクをはずして対応しましょう。

大きめ&はっきりした声で話す

マスクをすると声がこもってしまう
ため、相手に声が届きにくくなりま
す。マスクをしていないときよりも
少し大きめの声で、はっきりとした
口調で話すようにしましょう。

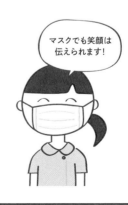

マスクでも笑顔は
伝えられます!

目元で笑顔を表現

マスクをしていると顔の半分が隠れ
てしまうので、笑顔が伝わりにくく
なります。153ページの表情の作り方
を参考にして、目元で笑顔が伝わる
ように意識しましょう。

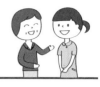

こまやかな言葉がけで
患者さんの緊張をほぐす

病棟

　特殊な環境での生活を強いられている入院患者さんは、不安や緊張を感じやすくなっています。そのため、患者さんの心をほぐすことが必要ですが、病棟看護師の仕事は大変忙しく、患者さん1人ひとりに時間を割くことは難しいものです。そんな中でも患者さんに「見守ってもらえている」と感じてもらえるように、こまめな言葉がけを心がけましょう。

　患者さんとベッドサイドで会話をするときには、かがんで目の高さを合わせます。患者さんのプライベートな話をするときには、プライバシーへの配慮を十分に行います。また、患者さんの不安を軽減するためにも、ナースコールにはすばやく対応しましょう。

患者さんの様子	看護師の対応
1 病院で過ごすという状況に緊張している。	**1** 緊張がほぐれるように、何気ないことを中心に会話を始める。
2 大部屋での生活にストレスを感じている。	**2** 大部屋では、1人の患者さんだけでなく、ほかの患者さんにも声をかける。
3 家族と過ごせないことで孤独を感じている。	**3** こまやかな言葉がけを心がけ、ナースコールにはすばやく対応する。

No.23 交代勤務で引き継いだときのあいさつ

『 9時から12時まで担当する○○です。
どうぞよろしくお願いいたします 』

×NG 『 ××さん、よろしくねー 』

解説 引き継ぎのあいさつは自分の名前だけでなく、どの時間帯を担当するの
かも具体的に伝えましょう。

No.24 ナースコールへの応答

『 はい、201号室の山田さん、すぐに参り
ます 』

×NG 『 ちょっと待っててね 』

解説 患者さんからの呼びだしに承知したことを伝えるために、病室名や名前
も伝えましょう。

No.25 退院される患者さんに

『 ご退院、おめでとうございます 』

×NG なにも言わない。

解説 患者さんにとっての大きなストレスだった入院を乗り越えたことに対し、
お祝いの気持ちを伝えましょう。

わかりやすく
説明・質問する

説明・問診

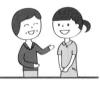

　看護師はさまざまな場面で、患者さんへの説明が必要になります。患者さんに説明をするときは、最初に説明の目的を端的に伝え、詳細は要点を押さえて話すようにします。いくつかのことを説明する場合には、話す順序をあらかじめ考えておきましょう。

　また、専門用語や省略した単語は極力使わないようにします。どうしても使う必要がある場合は、その単語の意味も説明します。

　患者さんに問診をする場合には、「どこに」「どのような」症状があるのかを、具体的に質問します。尋ねるときには、こちらから一方的に話すのではなく、患者さんが自発的に症状を訴えられる雰囲気を作ることが大切です。

患者さんの様子		看護師の対応
1 説明の内容がいまいち理解できない。	➡	**1** 一気にすべてを説明しようとせず、いくつかに区切って説明する。
2 医療の専門用語が理解できない。	➡	**2** 専門用語はなるべく使わず、わかりやすい表現に言い換える。
3 病気・けがの症状について、うまく伝えられない。	➡	**3** 大まかな症状をとらえたら、症状と症状のある部位を細分化して質問する。

No.26 説明の前に

『 ご説明させていただこうと思うのですが、
今よろしいですか？ 』

×NG 『 （都合を聞かずに）今から説明します 』

解説 説明の前には、必ず患者さんの都合を尋ねましょう。都合が悪い場合は、いつなら説明を受けられるかを確認します。

No.27 複数のことを説明する

『 ご説明することが３つあります。まず
１つめは…、２つめは…、最後に… 』

×NG 複数のことをまとめて説明する。

解説 説明することが複数に及ぶ場合は、患者さんが混乱しないように、１つずつ分けて説明します。

No.28 説明の途中で

『 ここまでの説明で、ご不明な点はござ
いませんか？ 』

×NG 説明を理解しているか確認しない。

解説 説明が長くなる場合は、いくつかに区切って伝え、患者さんが説明を理解できているかどうか確認しながら進めます。

No.29 説明の理解についての確認

『 説明内容について、なにかご質問はありますか？ 』

×NG 『 わかりましたか 』

解説 説明後、疑問や不明点がないかを確認します。すでに説明したことを質問されたら、さらにやさしく説明するようにしましょう。

No.30 問診①

『 本日は、いかがなさいましたか？ 』

×NG 『 どうしました？ 』

解説 問診などで、患者さんの症状を聞き取るときに使います。カルテだけに視線を落とさず、患者さんの表情を確認しながら話しましょう。

No.31 問診②

『 ほかに症状はございませんか？ 』

×NG 患者さんが話すことしか聞かない。

解説 患者さんが言い忘れていたことを思いだして話しやすいように、症状をひととおり聞き終えたら、必ず確認のために尋ねましょう。

No.32 問診③

『これまでに、大きな病気やけがをされたことはございますか？』

×NG 『病気とかしたことはある？』

解説 患者さんの既往症を尋ねるフレーズです。「既往症」は患者さんにはわかりにくい言葉なので、わかりやすく言い換えましょう。

No.33 患者さんの症状を把握する①

『痛いのは、首の右側ですか？ 左側ですか？ 付け根ですか？』

×NG 『首のどこが痛いんですか？』

解説 患者さんの症状を確認するときは、体の部位を明確に確認しましょう。

No.34 患者さんの症状を把握する②

『首の右側が痛いのですか？』

×NG 『痛いのはどこです？』

解説 患者さんの症状のある部位を特定するには、「○○ですね？」や、はい、いいえで答えられる質問をしましょう。

失礼のない
にこやかな対応を

外部の人への対応

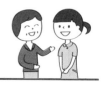

　医療機関には、患者さんやご家族だけでなく、関係業者やほかの医療機関のスタッフなど、さまざまな人が訪れます。どんな人にも失礼なく、気持ちよく過ごしてもらえるように、にこやかに対応することが大切です。

　また、顔なじみの間柄であっても、馴れ馴れしい態度はとらず、社会人にふさわしい対応を心がけましょう。

　予定にない訪問者の場合には、相手の所属名前を確認し、該当職員に伝えます。その職員が面会を拒否した場合には、その人が不在であることにして、事前に約束のない訪問者には会えない決まりである旨を伝えましょう。

外部の人の様子		看護師の対応
1 初対面の相手との約束で緊張している。	➡	**1** 緊張がほぐれるように、にこやかな笑顔とやさしい言葉がけを心がける。
2 頻繁に来院しているので、親しみを感じている。	➡	**2** 親しい間柄でも、礼儀をわきまえた対応をする。
3 遠くからわざわざ来院したため、疲れている。	➡	**3** 来院してくださったことに、感謝を伝える。

No.35 外部の人へのあいさつ①

『 いつもお世話になっております 』

×NG あいさつをしない。

解説 取引先などの外部の人に対する、あいさつの定型フレーズです。にこやかな表情でお辞儀をしましょう。

No.36 外部の人へのあいさつ②

『 いつもありがとうございます 』

×NG 『 また来たの? 』

解説 よく顔を合わせる外部の人には、日ごろお世話になっている感謝の気持ちを伝えましょう。

No.37 外部の人へのあいさつ③

『 ご足労いただき、ありがとうございます 』

×NG 『 あー、来たんだ 』

解説 「ご足労いただき」は、こちらの事情で来院いただいた方に対する、お礼の定型フレーズです。雨の日は「お足元の悪い中」と付け加えます。

患者さんの苦痛になる「励まし」に注意！

「おせっかいな励ましは患者にとっては災いである」

これはフロレンス・ナイチンゲールの著書『看護覚え書き』にある1文です。なかなか衝撃的な文言ですが、的を射ていると言えます。気持ちの沈んでいる患者さんとって、意味も保証もない励ましは、苦痛以外の何物でもありません。

「よかれと思って」と励ましの言葉をかける人もいますが、はたしてそれは相手が望んでいることなのでしょうか？ 実際は、危機に直面している患者さんを見るに堪えられなかったり、間が持たないといった自己保身から、その場しのぎの安易な励ましをしているだけではありませんか？ 励まし自体は悪いことではありません。しかし、あなたの励ましが苦痛を抱えている患者さんをさらなる苦痛にさらしていないか、一度しっかり考えてみましょう。

　患者さんの抱える悩みや問題の多くは、自分の力で乗り越えなければ解決できないものです。自分の気持ちの混乱を認識し、悩みや問題に正面から向き合うことが、解決への唯一の道のりと言えます。そのために必要なのは、励ましではなく、「時間」「情報」「話し相手」です。患者さんが自ら解決するために必要な時間と正しい情報を提供し、焦ることなく見守り、患者さんのそのときどきの気持ちを聞いて受け止める——これが患者さんの支援者である、看護師に求められることなのです。

（木澤晃代）

2

処置・ケア時の
コミュニケーション

患者さんと1対1で対応するときは、
相手をよく知るチャンスと心得ましょう。
相手の話をよく聞き、理解しながら
適切な言葉を選びましょう。

— omit duplicate

CHAPTER
2-1
処置・ケア時

患者さんの状態を
会話で確認

バイタルサイン測定

　患者さんの状態を、あいさつや日常の話などをしながら確認したら、バイタルサイン測定の内容について説明し、患者さんの同意を得ます。

　バイタルサイン測定には、患者さんの協力が不可欠です。体温計を腋にはさんでもらったり、血圧・脈拍の測定で腕を差しだしてもらうときには、適宜、言葉をかけましょう。すべての測定が終了したら、「ご協力、ありがとうございました」と伝えます。

　患者さんと1対1になれるバイタルサイン測定は、こまやかなコミュニケーションが取れる機会でもあります。患者さんの興味のある話題を提供しながら、さまざまな情報を得ていきましょう。

患者さんの様子	看護師の対応
1 どんなことをされるのか、わからなくて不安。	**1** 測定の前に、どのような測定するのかを説明する。
2 それぞれの計測で、自分がなにをすればいいのか、わからない。	**2** 患者さんに協力してほしいことを、事前に説明する。
3 マンシェットを巻かれるときなどに、痛みをともなわないか不安。	**3** 「少しきつくなりますよ」など、起こりうる感触を事前に説明する。

No.38 バイタルサイン測定の前に

「今から、体温と脈拍、血圧を測らせていただきます」

(✖NG) 「これからいろいろ測りますねー」

(解説) ケアを行うときは、患者さんに事前にどんなことをするのかを具体的にわかりやすく伝えることが大切です。

No.39 患者さんに体温計を渡す

「腋に、体温計をはさんでいただけますか?」

(✖NG) 「(体温計を差しだしながら)はい、これ」

(解説) 体温測定をお願いする場合は、体温計の使い方などの説明も含めて伝えましょう。

No.40 体温計測が終了したとき

「体温計の音が鳴りましたので、拝見しますね」

(✖NG) なにも言わずに、体温計を抜き取る。

(解説) 体温計の計測終了の音が鳴ったら、測定が終了したことを告げて、患者さん自身に取りだしてもらいます。

No.41 検温したら発熱していた

『 体がだるいなど、具合の悪いところは
ありませんか？ 』

✗NG 『 熱があるじゃないですか！ 』

解説 発熱が確認されたときに、患者さんに自覚症状があるかを確認するフレーズですが、目視でも患者さんの様子を確認しましょう。

No.42 脈を測る

『 脈を測らせてください。右手（左手）を
だしていただけますか？ 』

✗NG 『 はい、次ね 』と、患者さんの腕を取る。

解説 脈を測るときには、いきなり腕をつかんだりせず、患者さんに腕をだしてもらえるようお願いしましょう。

No.43 血圧を測る

『 血圧を測るので、袖を上げますね。袖
口はきつくないですか？ 』

✗NG 無言で袖をまくる。

解説 血圧測定で患者さんの袖をまくるときは、患者さんが袖口で腕にきつさを感じていないか注意しましょう。

「 ご協力いただき、ありがとうございました 」

×NG 「 はい、終わり 」

解説 測定がすべて終了したら、協力していただいたことへの感謝の気持ちを患者さんに伝えます。

2 処置・ケア時のコミュニケーション

ワゴンの取り扱いに注意！

バイタルサイン測定などで病室を巡回するときに使用するワゴンは、取り扱い方によっては医療事故を起こす可能性があります。

気をつけるポイントを確認しましょう。

ストッパーをかける

ワゴンはふとしたはずみで動いてしまうため、その場から離れるときは必ずストッパーをかけます。「少しの時間なら大丈夫」とストッパーをかけずに放置すると、勝手にワゴンが動きだし、患者さんにぶつかるなどの思わぬ事故につながります。

患者さんの手の届くところに置かない

ワゴンには、注射や点滴、薬剤、患者さんの個人情報を含む書類など、取り扱いに注意が必要なものが多く置かれています。それらの紛失や破損を防ぐためにも、患者さんの手が届かない場所にワゴンを置くようにしましょう。

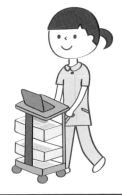

整理整頓を心がける

ワゴンの上が整理されずにごちゃごちゃしていると、仕事の効率が悪くなり、インシデントやアクシデントの原因にもなります。安全な看護のためにも、常に整理しておきましょう。

要望と感謝を
伝える

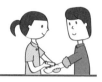

検査・血液検体採取

　検査や検体採取は、患者さんの協力のもとで行われますので、患者さんへの感謝の気持ちを忘れないことが大切です。検査のために移動してもらったり、検査着に着替えてもらうときには、「移動をお願いできますでしょうか」「着替えていただき、ありがとうございます」などと、お願いと感謝の気持ちを伝えましょう。また、検査時の着替え方や検査の手順については、患者さんの立場になって考えることで、患者さんが迷ったり不安になることを予測します。

　採血前には、正確な検査結果を得るための行動（食事など）がなされていたか、気分不良がないかを確認したうえで、どちらの腕で採血するか患者さんの希望を聞きましょう。

患者さんの様子		看護師の対応
1 どんな検査をするのかわからなくて不安。	➡	**1** 検査前に、検査の目的と検査の流れを説明する。
2 着替えや検査の手順などが理解できずに不安。	➡	**2** 荷物置き場や着替えについても詳細に説明する。
3 採血にとても苦手意識があり、恐怖を感じている。	➡	**3** やさしい口調を心がけ、患者さんの緊張をほぐす。

No.45 患者さんに絶飲食を伝える

> 『 検査日は、9時以降に食べたり飲んだりする
> ことができません。ガムやあめも禁止です 』

✕NG 『 9時以降は絶飲食です 』

解説 専門用語の「絶飲食」は使わずに、飲食してはいけないことの詳細と、飲食禁止の時間帯を具体的に伝えます。

No.46 検査着に着替えてもらう

> 『 こちらで検査着にお着替えください 』

✕NG 『 (検査着を渡しながら)はい、着替えてください 』

解説 検査着に着替える場合は、更衣室に案内します。場所を示すときは「こっち」「ここ」ではなく、「こちら」と伝えましょう。

No.47 患者さんに荷物置き場を説明する

> 『 お荷物は、こちらのカゴにお入れください 』

✕NG 『 そこに置いてね 』

解説 荷物の置き場を示すときは、「こちらのカゴ」「あちらのイス」などと、置いてもよい場所を明確に伝えましょう。

No.48 着替えたあとについての説明

『 お着替えが済みましたら、そちらのイスに座ってお待ちください。順番になりましたらお呼びします 』

×NG 特に説明をしない。

解説 必ず患者さんが着替える前に、着替えたあとにどうすればよいのかを、わかりやすく伝えます。

No.49 検査時の患者さんに

『 いいですね 』
『 うまくできてますよ 』

×NG なにも言わない。

解説 検査は患者さんの協力なしでは行えません。患者さんがこちらのお願いに応じてくれたときには、励ましの言葉を伝えましょう。

No.50 採血で気分不良を起こした経験のある患者さんに

『 採血のときに気分が悪くなったことがあるようですが、今日の体調はいかがですか? 』

×NG 『 今日は大丈夫そう? 』

解説 採血前に、気分不良がないかどうかを確認するフレーズです。患者さんに不安がある場合には、臥床した状態で採血してもよいでしょう。

No.51 採血する腕を決める

『 血管が出やすいのは、どちらの腕ですか？』

×NG 患者さんに尋ねずに、勝手に採血する腕を決める。

解説 採血しやすいように、血管が怒張しやすい側を患者さんに尋ねましょう。左右差がなければ、利き手ではない腕を選びます。

絶飲食の指示は正確に

患者さんに絶飲食をお願いするときは、思い違いを防ぐためにも注意が必要です。

朝までなにもおなかに入れないでください。ただし、水やお茶なら大丈夫ですよ

NG みかん味の「○○の天然水」を飲もう！

NG お茶が大丈夫なら、ミルクティーは大丈夫ね

看護師が当たり前に水＝真水、お茶＝なにも入っていないお茶と思っていても、患者さんはまったく違うイメージを持っている場合があります。

このような食い違いを防ぐためにも、「水はなにも入っていない真水だけです」「お茶には砂糖やミルクは入れないでくださいね」などの、くわしい説明を添えることも大切です。

2 処置・ケア時のコミュニケーション

患者さんの
理解を得て投与する

与薬

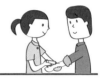

　与薬には経口、直腸内、注射、点滴注射など、さまざまな方法がありますが、どの方法を選ぶにしても、患者さんに「どの方法で」「どのような薬を」「どのような目的で投与するか」を説明・確認します。投与前には、患者さんの体調と、本人確認のための名前の確認を怠らないようにしましょう。

　薬に抵抗がある患者さんには、なぜそう感じているのか理由を聞き取り、医師から受けている説明を確認しましょう。また、坐薬などの直腸内与薬には、患者さんの羞恥心に配慮し、プライバシーを守りながら行います。与薬後には副作用の有無について、適宜、声がけをして確認します。

患者さんの様子	看護師の対応
1 医師からの薬の説明を十分に理解できていない。	**1** 医師からどのような説明を受けたかを聞き取りその説明の補足をする。
2 「薬は極力飲まないほうがよい」という思い込みがある。	**2** 患者さんに必要な与薬であることを、わかりやすく、ていねいに伝える。
3 注射への恐怖心と、坐薬への羞恥心がある。	**3** 注射による痛みの説明と、プライバシーへの配慮など、患者さんの与薬への抵抗感を減らす。

No.52 与薬前の確認①

『 医師から○○についての説明はありましたか?』

✕NG 与薬について理解しているかを確認しない。

解説 与薬について患者さんが理解し、同意できているかを確認します。表情から反応を観察して、体調不良についても確認しましょう。

No.53 与薬前の確認②

『 以前○○をして、気分が悪くなるなど異常が起こったことはございませんか? 』

✕NG 以前の与薬時の話を聞かない。

解説 過去の与薬時の反応を、患者さんに確認します。患者さんになんらかの不安がある場合は、与薬を中止して医師に報告します。

No.54 注射の痛みの説明

『 針を刺すときに少し痛みがあります。手がしびれるようであれば、おっしゃってください 』

✕NG 『 ずっと痛いわけじゃないですから 』

解説 注射によってどのような刺激があるかを事前に説明します。また、神経損傷が起こる可能性があることも付け加えます。

No.55 患者さんの皮膚に穿刺するとき

『 少しチクッとしますよ 』

×NG なにも言わない。

解説 針を刺す痛みで、患者さんを驚かせないためのひと言です。アルコール消毒のときにも「ひんやりしますよ」と伝えましょう。

No.56 注射での薬液の注入中に

『 しびれや痛みはありませんか? 』
『 気分は悪くないですか? 』

×NG なにも言わない。

解説 神経損傷の有無を確認するフレーズです。しびれや痛みの訴えがあれば、すぐに針を抜いて、医師に報告しましょう。

No.57 注射の終了時

『 はい、終わりました。針を抜きますね 』

×NG なにも言わずに針を抜く。

解説 針を抜くときにもなんらかの刺激があるものです。患者さんが驚かないように、抜針の前にも必ず伝えましょう。

No.58 点滴の滴下数を調整する

『 点滴の速度を調整します 』

×NG なにも言わないで行う。

解説 滴下数の調整を行うときにかける言葉です。「時間どおりに落とすためですよ」などと、調整の理由を伝えてもよいでしょう。

No.59 滴下状況を確認する

『 また確認に来ますので、痛みや不自由なことがありましたら、遠慮なくおっしゃってください 』

×NG 『 とりあえず、このままでお願いします 』

解説 困ったことがあれば遠慮なく看護師を呼んでもらうよう、患者さんに説明しましょう。

No.60 坐薬に抵抗がある患者さんに

『 この薬の作用は坐薬でしか対応できないのですが、医師から説明は受けていますか? 』

×NG 『 医師の指示ですから変更はできません 』

解説 羞恥心から坐薬に拒否感を示す患者さんには、必要な与薬であることが理解できているかを確認しましょう。

創部の状況を
わかりやすく伝える

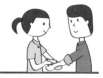

創傷管理

　創部の消毒などの処置を行うときには、まず、痛みやかゆみなどの有無を患者さんに尋ねます。患者さんはガーゼ交換時に疼痛や出血の不安を抱きがちなので、処置の方法を十分に説明して不安を取り除いてあげましょう。

　また、処置の動作ごとに「○○が終わりました」などの言葉がけを行うことで、患者さんは次の処置への心の準備を整えやすくなります。

　創部の状況は、わかりやすい言葉で伝えます。傷口がまだ回復に至らずダメージを受けていそうな場合には、無理に創部を見せずに、患者さんが少しずつ受け入れられるような言葉がけをします。

患者さんの様子	看護師の対応
1 どんな処置をされるのか不安。	1 どんな処置をするのかを、所要時間なども含めてていねいに説明する。
2 傷口がどのようになっているのか、見たくはないけど知りたい。	2 創部は無理に見せずに、状態をわかりやすく伝える。
3 処置で痛みが生じるのが怖い。	3 処置によってどんなことが起こりうるのかを、あらかじめ伝える。

No.61 ガーゼ交換に抵抗がある患者さんに対して

『 傷を清潔にするために洗浄します。10
分ほどで終わります 』

✗NG 『 やらなきゃいけないんですよ 』

解説 疼痛や出血に対する患者さんの不安に配慮し、ガーゼ交換の理由と、お
およその所要時間を伝えましょう。

No.62 創部を消毒する

『 傷口を消毒します。少し冷たいですよ 』

✗NG なにも言わないで消毒する。

解説 冷感で患者さんが驚かないように、ひんやりとすることを事前に伝えま
しょう。

No.63 テープや包帯を付けるとき

『 皮膚に引きつれはありませんか？ 』

✗NG 患者さんの状態を確認しない。

解説 周辺の皮膚に引きつれがないか、また患者さんの表情の変化を観察しな
がら、声がけをしましょう。

スピードや
安楽さを確認する

移動・移送

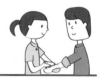

　患者さんを移動・移送するときには、「なにをするために」「どのような手段で」行うのかを説明します。また、車イスやストレッチャーへの移乗時は転倒リスクが高まるので、声をかけて安全を確認しながら移乗してもらいましょう。移乗後は、患者さんが楽な姿勢かどうかを確認します。

　移動・移送時には、感じられるスピードが適切かを患者さんに尋ねます。車イスやストレッチャーに乗っている人は、こちらが思っている以上にスピードを感じているので、患者さんが恐怖を感じない速度での走行を心がけましょう。また、移動・移送時には、通路にいる人にも声をかけて、注意をうながすことも大切です。

患者さんの様子		看護師の対応
1 どこでなにをするために移動・移送されるのか、わからなくて不安。	➡	1 事前に移動・移送の手段や目的を伝える。
2 車イスから落ちそうだったり、スピードが速いことに恐怖を感じている。	➡	2 乗っている患者さんに乗り心地やスピードについて適宜、尋ねる。
3 車イスやストレッチャーへの移乗が大変。	➡	3 動作ごとに声がけをして安全に移乗してもらう。

No.64 車イスやストレッチャーを動かす

『 これから動かします 』
『 動かしてもよろしいですか? 』

×NG なにも言わないで動かす。

解説 突然動きだすと患者さんは恐怖を感じてしまいます。動かす前にはひと声かけましょう。

No.65 移動・移送中

『 速さは大丈夫ですか? 』

×NG 自分勝手なスピードで動かしてしまう。

解説 動かしている側よりも、乗っている患者さんの方がスピードを感じやすいものです。患者さんが快適と思える速度を確認しましょう。

No.66 移動・移送中の方向転換

『 右に曲がります 』

×NG なにも言わないで方向を変える。

解説 なにも告げずに方向転換をすると、患者さんは恐怖を感じてしまいます。方向を変える少し前に、予告しましょう。

No.67 長時間、車イスに乗っている患者さんに

『 お疲れではありませんか? 』

✕NG 『 車イスって楽でしょう? 』

解説 転落の恐怖を感じながら車イスに乗っている患者さんもいます。長時間移動する場合は、心身の疲れに配慮する言葉がけをしましょう。

No.68 エレベーターに乗る

『 エレベーターに乗ります。少しガタンと揺れますよ 』

✕NG なにも言わないで乗る。

解説 エレベーターの段差の衝撃で、患者さんが驚かないように予告することが大切です。

No.69 通路にいる人に①

『 恐れ入ります。道をあけていただけますか 』

✕NG 『 どいてください 』

解説 廊下にいる人たちに、道をあけてもらえるようにお願いするフレーズです。「恐れ入ります」などのクッション言葉を添えて伝えましょう。

No.70 通路にいる人に②

『 申し訳ありませんが、壁ぎわに寄っていただけますか 』

✕NG 『 通してください 』

解説 道をあけてほしいときには、「壁ぎわに寄ってください」と具体的にお願いをすることで、移動がスムーズになります。

No.71 通路にいる人に③

『 ストレッチャーが通ります。足元にお気をつけください 』

✕NG 『 足をひかれても知りませんよ 』

解説 たとえ通り道の邪魔になっていなくても、まわりの人に気をつけてもらえるように言葉をかけましょう。

言葉がけで移乗時の事故を防ごう！

ベッドから車イスへの移乗時は、事故が起こりやすいタイミングです。移乗を適切に行うには、患者さんの体調と現在の身体能力を確認しておくことが大切です。また1つの動作のたびに声がけをすれば、患者さんも行動しやすくなり、移乗がスムーズに行えます。

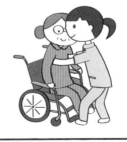

遠慮と羞恥心に
配慮した言葉を

歩行援助

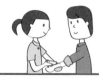

　歩行援助を行うときには、患者さんに援助の目的や必要性を説明して、同意を得たうえで行うことが大切です。患者さんによっては、「歩くぐらいで手伝ってもらうのは申し訳ない」と看護師に遠慮する人もいます。安全な歩行のために援助が必要なことを、説明して理解してもらいましょう。また、トイレに付き添う場合には、患者さんの羞恥心に十分に配慮した援助を行います。

　歩行中は、患者さんのふらつき程度をよく観察し、転倒・転落の可能性を考えながら援助します。廊下の曲がり角や段差、点字ブロックがある場所では、特に気をつけるように声がけをしましょう。

　また、歩行中に気分の不快がないかを確認することも大切です。

患者さんの様子		看護師の対応
1 看護師に付き添ってもらうことに、遠慮を感じている。	➡	**1** 歩行援助は、患者さんの安全のために不可欠であることを説明する。
2 歩くのが困難なので、あまり歩きたくない。	➡	**2** 歩行の重要性を説明して歩行をうながし、歩きやすいように声がけをする。
3 トイレに付き添ってもらうのは恥ずかしい。	➡	**3** プライバシーに配慮して、トイレの中まではついて行かないことを説明する。

No.72 歩行援助を申し出る①

『 山田さん、トイレまで歩行のお手伝いを
させていただきます 』

×NG 『 ほら、行きますよ 』

解説 歩行援助は、患者さんの負担になることもあります。あくまでも、こちらが「手伝う」という姿勢で言葉がけをしましょう。

No.73 歩行援助を申し出る②

『 私は山田さんの少し後ろを歩きますので、
ご自分のペースで歩いてください 』

×NG 『 ほら、さっさと歩いて 』

解説 患者さんが自分で歩こうとする気持ちを尊重しながら、後ろからついて行くことを伝えます。そのとき、患者さんの歩行状態も確認します。

No.74 トイレへの付き添い

『 私は入口でお待ちしますので、なにか
ありましたら声をかけてください 』

×NG 患者の許可なく、トイレの中までついて行く。

解説 トイレへの歩行援助では、患者さんのプライバシーを守る意味でも、トイレの中ではなく入口で待つことを伝えます。

食べたくなるような
声がけを

食 事 援 助

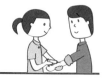

　患者さんにとって食事は生きるために必要な行為であり、楽しみ
の1つでもあります。配膳時には、患者さんが積極的に食事をした
くなるような声がけを心がけましょう。

　1人での食事が困難な患者さんには、食事介助を行います。患者
さんが「自分1人で食べられないなんて」と落ち込んだり、援助を
受けることに罪悪感を抱かないように、「最低限のお手伝いをさせ
ていただく」旨を伝えます。

　食べることが難しい患者さんには、たとえ残していても「だいぶ
召し上がりましたね」と患者さんの努力を認める言葉がけで、食べ
ようとする意識を増進させましょう。

患者さんの様子		看護師の対応
1 あまり食欲がなく、食事をするのが億劫である。	➡	**1** 「今日のメニューはおいしそうですね」など、患者さんが食べたくなるような言葉がけをする。
2 1人で思うように食事ができない。	➡	**2** 1人で食べられない罪悪感や羞恥心に配慮して、最低限の食事介助を行うことを伝える。
3 食事を食べ切れずに残してしまう。	➡	**3** たとえ少量であっても、食べたことを認める言葉がけをする。

No.75 配膳時

『 食事をお持ちしました 』

×NG 『 はい、これ 』

解説 患者さんが食事をおいしく食べられるように、アイコンタクトを取りながら食事に誘導しましょう。

No.76 食事介助を申し出る

『 ご自分で召し上がれるように、お手伝いしますね 』

×NG 『 食べさせてあげますよ 』

解説 患者さんの1人で食べる意思や能力を失わせないためにも、声がけをします。また、介助も最小限にとどめます。

No.77 下膳する

『 失礼します。食器をお下げしてもよろしいでしょうか 』

×NG なにも言わないで下げてしまう。

解説 患者さんに片づけてよいかを確認してから下膳します。食べ残している場合でも同様です。

羞恥心への
配慮を伝える

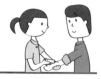

排泄援助

　生理的欲求の1つである排泄に、患者さんは羞恥心を抱きやすいものです。そのため、援助にはプライバシーの確保を徹底しなければなりません。「ドアを閉めますね」などと、プライバシーに配慮していることを患者さんに伝えたり、援助の前に「ズボンを下ろしますね」「終わったら声をかけてください」と声をかけ、患者さんが不快にならないように努めます。

　術後の安静時などにベッドの上で排泄しなければならない場合には、その必要性を説明し、患者さんの抵抗感をなくしましょう。また、患者さんに気持ちよく、安心して排泄をしてもらえるような言葉を選び、声をかけることも大切です。

患者さんの様子	看護師の対応
1 他人に排泄の援助をしてもらうことが恥ずかしい。	**1** 援助が必要な最小限のことだけを、「お手伝いします」と伝えたうえで援助する。
2 排泄で、どんな援助をされるのか不安。	**2** 1つひとつの援助行為の前に、声がけをする。
3 術後の安静時、ベッド上での排泄に抵抗がある。	**3** ベッド上での排泄が必要な理由を、ていねいに説明する。

No.78 ベッド上での排泄をお願いする

┏ **先ほどご説明したとおり、今は安静にしていた
だきたいので、ベッドの上でお願いしますね** ┛

✕NG ┏ **ここでしちゃいましょう** ┛

解説 患者さんがベッド上での排泄に抵抗感を抱かないように言葉をかけます。
プライバシーへの配慮も忘れずに。

No.79 患者さんの排泄前

┏ **終わりましたら、ナースコールを押して
呼んでくださいね** ┛

✕NG ┏ **（事前になにも言わないで）終わった？** ┛

解説 排泄は羞恥心をともなう行為ですので、排泄自体は患者さん自身ででき
るように配慮しましょう。

No.80 排泄後の汚れを拭く

┏ **失礼します。清潔にして、衣類を整え
ましょう** ┛

✕NG ┏ **汚れ、拭きますね** ┛

解説 排泄後の介助では、「汚い」「汚れ」などのネガティブな言葉は使わず、
「清潔にしましょう」とポジティブに言い換えましょう。

相手の意思と症状を
尊重する

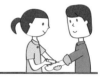

清拭

　清拭は、基本的に症状が落ち着いている人に行います。しかし、患者さん自身は症状に不安を抱えていることもありますので、患者さんの言動をよく観察しながら、無理のない範囲で清拭を行います。

　清拭の間は患者さんからも話しかけやすいように、こまやかに声をかけ、患者さんに協力してほしい動作があるときには、「腕をこちらに向けてください」と明確にお願いしましょう。麻痺がある人には、麻痺側に負担がかからないように注意します。拭く箇所や、清拭後に別の衣類に着替えるかどうかなどは、患者さんの意思を尊重するようにします。清拭が終わったら、協力いただいたことに感謝を示しましょう。

患者さんの様子		看護師の対応
1 看護師に肌を見せることに抵抗がある。	➡	**1** プライバシーに配慮したうえで、清拭の必要性を説明する。
2 拭いてほしい箇所があるのに、なかなか言いだせない。	➡	**2** 患者さんの希望を聞きながら、清拭する。
3 拭いてほしくない箇所がある。	➡	**3** 「こちらも拭いてよろしいですか？」と、患者さんの意思を確認する。

No.81 タオルをあてるとき

┏ タオルをあてますね ┛
┏ 熱くないですか? ┛

✕NG なにも言わずにタオルをあてる。

解説 自分の前腕でタオルの温度を確認後、患者さんの肌にあて、反応を見てから全身を拭きます。

No.82 拭いているとき

┏ 拭き方は、強すぎませんか? ┛
┏ 拭きたりないところはありませんか? ┛

✕NG ┏ 汚れているので強くこすりますよ ┛

解説 皮膚の状態や患者さんの好みによって、加える圧を変えましょう。また、拭きながらタオルの表面温度が下がっていないかも確認します。

No.83 清拭を終了する

┏ お疲れさまでした。おつらいところは
ございませんか? ┛

✕NG ┏ すっきりしたでしょ? ┛

解説 清拭への協力を感謝しながら、「寒くありませんでしたか」などと声がけをして、患者さんの様子を確認しましょう。

アサーションで
言いたいことを伝えよう

　自分よりも相手の気持ちや都合を優先してしまい、本当の気持ちや意見を言えないことはありませんか？　上手に自分の意見や気持ちを伝えられないと感じているならば、「アサーション」をもとにしたコミュニケーションを身に付けましょう。

　アサーションは一方的な意見の押し付けやがまんをすることなく、お互いを尊重しながら自己表現を行うコミュニケーション技術で、相手を不快にさせずに自己主張ができるようになります。

（濱田安岐子）

こんなときはどうする？

> 明日、用事ができてしまったので、私の代わりに遅番に入ってもらえませんか？

NG　「（本当は嫌なんだけど）いいですよ」

➡ 一方的に相手に合わせてしまうと、後悔や自責の念にとらわれ、仕事にも悪影響を及ぼします。

OK　「ごめんなさい。明日は夜に用事があるので、代わることができません。でも、ほかに代われる人がいないか、私も聞いてみましょうか？」

➡ 自分の要求のほかに相手への気づかいも伝えられれば、自分も相手も嫌な気持ちを抱くことはありません。

CHAPTER

3

患者さんのタイプ別に 求められる対応

患者さんそれぞれによって、
対応が異なり注意が必要です。
まずは相手の気持ちを考えることから
始めましょう。

子どもの立場に
なって考える

小 児

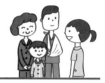

　病気・けがなどで入院している子どもは身体的苦痛はもちろん、家族と離れた生活をしていることで、大きな精神的苦痛を抱えています。子どもの苦痛には言葉で表現できないものもあるため、コミュニケーションから苦痛や異変を読み取る必要があります。

　診察や与薬などを「イヤ！」と拒否する子どもには、なぜ嫌なのかを説明してもらったり、こちらから「○○のどこが嫌かな？」などと尋ねるようにします。また、小さな子どもは泣くこともコミュニケーションの1つですから、それがどんな欲求を訴えているのかを読み取り、病気の症状が隠れているかどうかも合わせて考えましょう。

患者さんの様子		看護師の対応
1 入院で家族と離れているので不安。	➡	**1** 不安な気持ちを理解しながら、前向きになれるような言葉がけをする。
2 治療が痛そうで怖い。	➡	**2** どのような治療を、どのような目的で行うのかを、わかるように伝える。
3 治療のために行動が制限され、ストレスが溜まっている。	➡	**3** 制限の中でもできることを伝え、実施する。

No.84 泣いている乳児に

『 ひなちゃん、どうしたの？ 』

✕NG まだ言葉はわからないから、なにも言わない。

解説 たとえ乳児であったとしても、必ず言葉をかけながらケアをします。安心感を与えるためにも、笑顔で接することを忘れずに。

No.85 注射を嫌がる子どもに①

『 最初にチクッとするけど、すぐに終わるからね。早く元気になるために、がんばろうね 』

✕NG 『 打たないと、元気になれないよ 』

解説 注射をする理由と、注射によってどのようなことが起こるのかを、子どもにも理解できるように伝えましょう。

No.86 注射を嫌がる子どもに②

(ぬいぐるみを使いながら)『 ひなちゃんを、ねこちゃんも応援してるよ 』

✕NG 『 さっさと注射しちゃおうよ 』

解説 子どもの好きな動物やキャラクターを事前に確認しておき、そのぬいぐるみに関心を向けさせることで、注射への恐怖をやわらげます。

No.87 服薬を嫌がる子どもに①

『 このお薬は、体の痛いところを治すのに
とても大切なんだよ 』

×NG『 飲まないで具合が悪くなっても知らないよ！ 』

解説 味だけでなく、薬の効果がわからないために、服薬を拒否する子もいま
す。わかりやすく説明しましょう。

No.88 服薬を嫌がる子どもに②

『 時計の長い針が9にきたら、いっしょに
がんばってみよう 』

×NG『 さっさと飲んで 』

解説 服薬の拒否感が強い場合には、落ち着かせる必要があります。時間をお
いて、子どもの気持ちが切り替わるのを待ちましょう。

No.89 つらい治療のあとに①

『 よくがんばったね。あとでお母さんにも
褒めてもらおうね 』

×NG『 やっと終わったね 』

解説 子どものがんばりを後押ししながら応援しましょう。実行できたら必ず
褒めます。保護者にも褒めてもらうよう伝えておきましょう。

No.90 つらい治療のあとに②

『 いっしょにがんばってくれたから、早く
終わったよ。ありがとう 』

✕NG『 お疲れー 』

解説 「みんなであなたの治療を支えているよ」という気持ちを込めながら、治療への協力を感謝する言葉です。

No.91 子どもに手術の説明をする

『 おなかの中によくないものがあるから、
取ってもらおうね 』

✕NG『 おなかを切って手術するんだよ 』

解説 子どもに必要以上の恐怖を与えずに、手術の説明を行います。「切る」などの痛さを感じるような表現は避けましょう。

No.92 ベッド上での安静が守れない子どもに

『 今はベッドで静かにしていることが、早
く元気になる方法なんだよ 』

✕NG『 安静にしなさいって言ったでしょ！ 』

解説 安静を無理強いするのではなく、安静にしていることの理由をわかりやすく説明して、子どもが約束を守れるようにうながします。

会話はゆっくり
聞き役に徹する

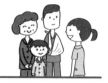

高齢者

　高齢者には人生の「先輩」としての尊敬の念を忘れないようにしましょう。たとえ親しい相手でも、馴れ馴れしい態度は失礼にあたります。また、身体の自由がきかなくなっている高齢者には、ちょっとした困りごとでもすぐに声をかけてもらえるような対話を、日ごろから心がけましょう。

　年齢差があるために高齢者と話題が合わなかったり、会話が通じにくいこともあります。外来語や専門用語は使わず、高齢者にも理解できる言葉を選んで話をしましょう。会話では、聞き上手になることが大切です。返答がゆっくりでも、せかさずに笑顔で待ちましょう。

患者さんの様子		看護師の対応
1 耳が遠くて聞こえにくい。	➡	**1** 声を低く大きめにして、単語が聞きとりやすいようにはっきりと話す。
2 看護師にお願いしたいことがあるが、遠慮している。	➡	**2** 話を聞くときには手を止めて、話しやすい雰囲気を作る。
3 寂しいので、話し相手になってほしい。	➡	**3** こまやかに声をかけて対応し、「あなたを見ていますよ」という気持ちを伝える。

No.93 高齢者への呼びかけ

『 山田さん 』

✕NG 『 おじいちゃん 』 『 おばあちゃん 』

解説 原則、高齢者だけでなく、すべての患者さんの名前は、名字に「さん」を付けて呼びます。

No.94 経験談へのあいづち①

『 そんなことがあったのですね 』
『 いろいろなご経験をされたのですね 』

✕NG 『 へー 』

解説 患者さんの話へのあいづちです。よい意味での驚きを示すなら、「それはびっくりですね」と言ってもよいでしょう。

No.95 経験談へのあいづち②

『 すごいですね。勉強になります！ 』

✕NG 『 ふーん 』

解説 若いころの話や自慢話には少々大げさに反応したほうが、こちらの気持ちが患者さんに伝わりやすいです。

No.96 経験談へのあいづち③

『 私たちには、想像もつきません 』

[×NG] 『 そうなんだー 』

(解説) 患者さんが若いころの時代が、今よりも厳しいものだったことを認める
あいづちを打ちながら、会話を広げましょう。

No.97 経験談へのあいづち④

『 とても参考になるお話を、ありがとうご
ざいました 』

[×NG] 『 話、終わりました？ 』

(解説) 話が終わったときに使うフレーズです。「またお話を聞かせてください」
と付け加えてもよいでしょう。

No.98 会話のきっかけ①

『 山田さんは千葉県のご出身なんですね。
おすすめの名産品はなんですか？ 』

[×NG] 患者さんの出身地の話に興味を示さない。

(解説) 出身地の話題は、どんな患者さんとでも会話を広げやすいです。また、
観光地などの話題もよいでしょう。

No.99 会話のきっかけ②

『 山田さんは工場で働いていたそうですね。 どんなものを作られていたのですか? 』

✕NG 患者さんの仕事の話に興味を示さない。

解説 男性は仕事の話題を好む傾向があります。仕事で活躍していたころの話を質問しましょう。

No.100 会話のきっかけ③

『 野球のことは、山田さんがよくご存知ですよね 』

✕NG 患者さんの得意分野の話をしない。

解説 患者さんの得意分野から会話を始めるフレーズです。複数人で話をしているときにも使えます。

No.101 教えたがりの高齢者に

『 また、なにかありましたら、教えてくださいね 』

✕NG 『 前に聞いたから、結構です 』

解説 会話の終わりや、時間がないときにはこのように伝え、時間のあるときに再度、話を聞くようにしましょう。

No.102 保険証を忘れてきた高齢者に

「 だれでも忘れることはありますから、大丈夫ですよ 」

×NG 「 なぜ持ってこないんですか、困ります 」

解説 忘れたことを責めず、まずは患者さんの気持ちをほぐしましょう。その後、「次回は持ってきてくださいね」と伝えます。

No.103 排泄を失敗して落ち込む高齢者に①

「 どなたにでもあることですよ。気にしないでくださいね 」

×NG 「 まあ、仕方ないですよ 」

解説 排泄の失敗は、高齢者にはよくあることです。その事実を伝え、落ち込まないようにやさしい言葉がけをしましょう。

No.104 排泄を失敗して落ち込む高齢者に②

「 こちらこそ、気がつかずに申し訳ありませんでした 」

×NG 「 どうして言わなかったんですか? 」

解説 落ち込んでいる患者さんには、少しでも気持ちが軽くなるように、こちらの責任であることも伝えましょう。

No.105 排泄を失敗して落ち込む高齢者に③

『 体調が悪いときには、思うようにいかないこともあると思います 』

×NG 『 年を取るって大変ですね 』

解説 体調によってはうまくできないこともあることを説明することで、患者さんの落ち込みを防ぎます。

No.106 すべてを看護師に頼る高齢者に

『 リハビリにもなりますから、ご自分でやってみませんか? 』

×NG 『 自分でやってください 』

解説 看護師の援助は、最小限にとどめるのが基本です。患者さんが自ら動きたくなるような言葉がけを心がけましょう。

No.107 寝たきりの高齢者に

『 山田さん、ご気分はいかがですか? 本日の受け持ちの○○です 』

×NG なにも言わない。

解説 目覚めていないように思われる患者さんにも、顔を見ながら笑顔であいさつをしましょう。

安心してもらえる
環境を作る

認知症の患者さん

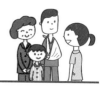

　認知症には記憶障害や寝つきの悪さ、睡眠障害、被害妄想などの症状がありますが、症状だけにとらわれず、その人らしい生活を送れるように支援し、安心してもらえる関係を作ることが大切です。記憶障害があっても忘れていないこともあるので、その人が大切にしてきた思い出について質問してみてもよいでしょう。

　また、いっしょに行動するときには、やさしく声をかけながら見守っている姿勢を示すことで、患者さんの気持ちが落ち着き、徘徊などの行動を減らすことができます。

　一方、スタッフの不適切な対応で、認知症患者さんの行動や心理状態を悪化させることもありますので、十分に注意が必要です。

患者さんの様子	看護師の対応
1 今、自分がどこにいるかわからないので、不安を感じている。	1 場所や時間がわかるような声がけをして、安心してもらう。
2 過去の自分に戻っている。	2 意識がどれくらい過去に戻っているかを把握して、言葉をかける。
3 だれかが自分のものを盗んだと思っている。	3 話の内容を否定せず、患者さんの訴えを聞く。

No.108 食事をしたのに「食べていない」と思っている

『 おなかがすいていますか? 』

✕NG 『 さっき食べましたよね? 』

解説 患者さんの言ったことを否定せずに話を合わせたり、「もう少し待ちましょうね」などと気を紛らわせるようにします。

No.109 「会社に行く」と訴える①

『 今日はお仕事、お休みでしたよね? 』

✕NG 『 仕事なんてしてないじゃないですか 』

解説 過去のことを思いだして行動しているときは発言を否定せず、「お仕事は終わりましたよ」などと話を合わせましょう。

No.110 「会社に行く」と訴える②

『 どこで、どんな仕事をされているのか、教えていただけますか? 』

✕NG 『 それって昔のことですよね? 』

解説 今、患者さんが感じている状況を把握しようとする気持ちと、思いやるやさしさを持つことが大切です。

No.111 「お財布がない」と訴える①

「それは困りましたね。私が探してみますね」

×NG 「自分で失くしたんでしょう？」

解説 患者さんの言うことが思い込みだとしても、大切な物がなくなって困っていることに、まずは共感しましょう。

No.112 「お財布がない」と訴える②

「貴重品は金庫で保管していますので、安心してください」

×NG 「どこかに置き忘れたんじゃないですか？」

解説 「お金がないから、ここでは食事できない」と心配する患者さんもいます。患者さんが安心できる説明をしましょう。

No.113 夜に「家に帰る」と言って外出しようとする

「外はもう暗いので、帰るのは明日にしませんか？」

×NG 「入院してるんだから、帰る必要はありませんよ」

解説 患者さんの「帰りたい」という気持ちを認めながら、今は帰るべき時間ではないことを伝えます。

『 なにがあったのですか？ 』

✕NG 『 また嘘ばっかり言って！ 』

解説 強い不安感を抱えている場合が多いので、安心させるためにも患者さんの言葉に耳を傾けましょう。

ユマニチュードを用いた認知症ケア

1979年にフランスで生まれたケア技法「ユマニチュード」が、認知症の方へのケア方法として医療機関や介護施設で普及しつつあります。

ユマニチュードは、人間の「見る」「話しかける」「触れる」「立つ」の4つの特性に働きかけて、対象者に「あなたを大切に思っていますよ」というメッセージを発信する手法です。ここでは、その4つの特性への働きかけ方を紹介します。

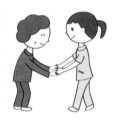

見る 　相手と同じ高さの目線にして、20cmほどの近距離から、親しみを込めた視線を送る。
➡視線を合わせることで、「私はあなたの味方です」と言葉よりも早く伝わる。

話しかける 　たとえ反応が返ってこない人でも、ポジティブな言葉がけを積極的に行う。
➡「今、どのようなケアをしているか」を実況するように伝えれば、患者さんに安心してケアを受けてもらうことができる。

触れる 　ケア時に、背中や手をやさしく包み込むように触れる。
➡やさしく声をかけながら触れることで、安心感を与える。

立つ 　1日のうち、最低20分は自分の足で立ってもらう。
➡身体機能を保たせ、ほかの人と同じ空間にいることを認識することで「自分は人間だ」と実感できる。

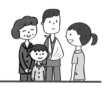

CHAPTER 3-4
患者さんの タイプ別

動機づけになる
言葉がけを

治療・リハビリ

　長期にわたる抗がん剤などの治療や各種リハビリは、快方に向かう兆しが見えにくいこともあって、患者さんはストレスを抱え込みやすくなります。また副作用の苦しみや、「本当によくなるのだろうか」などの心配から、周囲の人に感情をぶつけてしまうことも少なくありません。

　治療・リハビリに取り組んでいる患者さんが「続けてみよう」と思えるように、動機づけになる言葉がけを積極的に行いましょう。また、患者さんはすでにがんばっている状況にあるので、「がんばって」の声がけはせず、「おつらいですよね」と共感し、患者さんの気持ちを受け止めることを心がけましょう。

患者さんの様子	看護師の対応
1 治療・リハビリの先が見えず、不安を感じている。	**1** 「回復が早くなりますよ」などの、治療・リハビリへの動機付けとなる言葉をかける。
2 副作用がつらく、くじけそうになっている。	**2** つらい状況を正直に話してもらい、共感する。
3 「なぜ自分だけがこんなに苦しいのか」といらだっている。	**3** 「いらだつのは当然のこと」と伝え、落ち着くまで話を聞く。

No.115 励まし①

『 続けていけば、きっと早く回復しますよ 』

☒NG 『 がんばってください！ 』

解説 「がんばって」という励ましは、「がんばらなくてはいけないのか」と患者さんの心の負担になることもあるので、避けましょう。

No.116 励まし②

『 あと少しですから、いっしょに乗り越えましょう 』

☒NG 『 あと少しなんだから、がまんしてください 』

解説 治療やリハビリの終了が間近になったら、あと少しで終わる励ましと、最後まで支援を続けることを伝えましょう。

No.117 励まし③

『 そばにいますから、安心してください 』

☒NG 『 がんばるのは、山田さん自身ですよ 』

解説 つらい治療中に、孤独を感じている患者さんは少なくありません。その気持ちをやわらげるために、そばで支えていることを伝えます。

No.118 励まし④

「 山田さんならできます 」

✕NG 「 大丈夫じゃないですか？ 」

解説 「治療を続けられるだろうか」と不安を抱く患者さんへのひと言です。患者さんを見守っている立場から伝えましょう。

No.119 励まし⑤

「 この治療を乗り越えたら、ご家族で旅行に行かれるのでしょう？ 」

✕NG 「 やらなきゃダメなことなんですよ 」

解説 目の前の治療やリハビリしか見えていない患者さんには、近い未来に実現可能な目標を提示してみましょう。

No.120 患者さんの喜びへの共感①

「 よかったですね 」
「 うれしいですね 」

✕NG いっしょに喜ばない。

解説 治療やリハビリの終了、できることが増えたときなど、患者さんにうれしいことがあったら、必ずいっしょに喜びましょう。

「 その話をうかがって、私もうれしくなりました 」

×NG 「 ふーん、そうなんですか 」

解説 患者さんの喜びは、看護師にとっての喜びでもあることを伝えるフレーズです。

訴えの多い患者さんへの対応

　つらさや痛みを多く訴える患者さんの話には、看護師がしっかり耳を傾けなくてはなりません。どんな訴えであっても、患者さんにがまんを強いてはならないので、患者さんがどのような苦痛を感じているかを正しく聞き取り、医師に相談して薬剤などで対処しましょう。

　患者さんの訴えを聞くときには、患者さんの話を信じることが大切です。苦痛を理解し、つらさに共感しようとする看護師の存在が、患者さんの安心感のもとになります。また、痛みを訴えている患者さんには、痛みの状態を下記のように細分化して聞き取ることで、適切な対処が可能になります。

患者さんの痛みを聞き取る

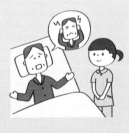

- どんなときに、どのように痛むか
- 特に痛みを感じるのはどこか
- 薬剤の服用後に痛みに変化はあるか。
- 痛みがどのくらいか、数値で表してもらう
  →「昨日の痛みが5だとしたら、今日の痛みはどのくらいですか？」などと聞くとよい。

安易な励ましは
避ける

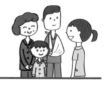

終末期の患者さん

　終末期の患者さんは、精神状態が不安定であることが多く、心身ともにつらさを感じています。そのため、「治りますよ」「大丈夫ですよ」といった安易な励ましは避け、共感を示す態度と言葉がけを心がけましょう。患者さんが尊厳を持った人生の終わりを迎えられることを第一に考え、限られた時間の中で、本人とご家族の希望が叶えられるように支援しましょう。希望をすくい上げるには、患者さんとご家族の言葉を聞き逃さず、治療チームで共有することが大切です。

　また、死を口にする患者さんには、「なぜそう考えるのか」をよく考え、痛みやつらさに共感して寄り添い、患者さんの話を十分に聞くようにしましょう。

患者さんの様子		看護師の対応
1 死が迫っていることに不安を感じている。	➡	**1** 患者さんの希望を聞き、可能な範囲で実現する。
2 痛みやつらさに耐えられない。	➡	**2** 痛みやつらさに共感し、がまんしないで訴えてもらう。
3 死にたいと考えている。	➡	**3** なぜそう考えるのかを尋ね、話を十分に聞く。

No.122 痛みとつらさの共感①

「つらいですね」
「痛いですよね」

×NG 「がまんしてください」

解説 患者さんが痛みやつらさを訴えたときは、「そうですよね」と、共感の気持ちを伝えることが基本です。

No.123 痛みやつらさへの共感②

「お察しいたします」
「お気持ちわかります」

×NG 「痛がりすぎじゃないですか?」

解説 患者さんの痛みやつらさには、「わかります」と共感することが大切です。決してがまんを強いてはいけません。

No.124 痛みやつらさへの共感③

「つらい思いをなさいましたね」

×NG 「痛いのは仕方ないですよね」

解説 つらい経験を話す患者さんには、その気持ちへの理解を示し、共感しましょう。

No.125 痛みやつらさをがまんする患者さんに

『痛みやつらさは、看護師に教えてくださいね』

×NG 『がまんしないでと言ってるじゃないですか!』

解説 患者さんのがまん強さから症状に気づかず悪化しかねない場合には、痛みやつらさを正直に訴えてもらえるように伝えましょう。

No.126 「遺書でも書こうかな」と言う患者さんに

『遺書を書きたくなるようなことがあったのですか?』

×NG 『バカなこと言わないでくださいよ』

解説 死を考えている患者さんには、「なぜそう思うのか」を尋ね、患者さんが話してくれるのを待ちましょう。

No.127 「死を考えている」と言う患者さんに

『私は山田さんがいてくれたら、うれしいです。なぜなら……』

×NG 『なにを言っているんですか!』

解説 無理に返答しないのが基本ですが、伝えたい想いがある場合には、その理由とともに気持ちを伝えましょう。

No.128 治療の選択で悩んでいる患者さんに①

「いっしょに考えましょう」

✕NG「さっさと決めちゃいましょう!」

解説 患者さんに選択を急がせるのはNGです。納得できる答えを患者さんが見つけられるように支援することが大切です。

No.129 治療の選択で悩んでいる患者さんに②

「山田さんがどんな選択をされても、精一杯お手伝いさせていただきます」

✕NG「決めたら自己責任ですよ」

解説 治療法に悩む患者さんには、患者さんの選択を尊重し、援助することを伝えましょう。

No.130 余命告知を受けても「必ず治る」と言う患者さんに

「治ったら、いちばん最初になにをしたいですか?」

✕NG「そうできるように努力します」

解説 完治や寛解が難しいこともあります。「治ります」と断言はできないものの、患者さんの前向きな気持ちを大切にするようにします。

揺らぐ気持ちに
共感する

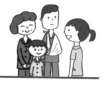

悪い知らせを受ける

　がんの告知などの悪い知らせは、患者さんの心を大きく揺さぶります。そのため、患者さんがどの程度まで知りたいかを事前に確認しておきましょう。

　さらに、患者さん自身が現在、どのような状況（疾患の可能性）にあるかを把握できていて、悪い知らせを受け入れられる状態にあるかどうかを確認してから伝えるようにします。

　動揺する患者さんの気持ちが落ち着くまで説明を中断し、患者さんの気持ちに共感しながら落ち着くまで観察し、患者さんがどのような選択をしても支援していくことを伝えます。

患者さんの様子		看護師の対応
1 悪い知らせに衝撃を受けている。	➡	**1** 落ち着いてもらうための言葉がけをして、落ち着くまでゆっくり待つ。
2 悪い知らせの内容を受け入れられない。	➡	**2** 患者さんの気持ちに共感しながらも、正確な状況説明を行う。
3 「死んでしまうのでは」と気持ちが沈んでいる。	➡	**3** 無理に励まさず、どんなことがあっても支援することを伝える。

No.131 悪い知らせを伝える前に

「もし検査結果などが悪かった場合、お話を聞きたいと思われますか?」

×NG 事前の確認をせずに、悪い知らせを伝えてしまう。

解説 悪い知らせを伝えてもかまわないかどうかを、事前に患者さんに確認しておくことが大切です。

No.132 悪い知らせを伝える①

「お伝えしにくいことなのですが……」
「大切なお話です」

×NG 「もう気づいていると思うんですけど」

解説 つらい話の前には必ず前置きのクッション言葉を添え、患者さんの気持ちに配慮することが大切です。

No.133 悪い知らせを伝える②

「突然のお話なので、まだ混乱されていると思います」

×NG 「混乱しても、なにも変わりませんよ」

解説 悪い知らせで戸惑う患者さんには、混乱して当然であることを伝え、落ち着くのを待ちます。

No.134 悪い知らせを伝える③

「 ご気分はいかがですか？　お話は続けられそうですか 」

✕NG「 そんなに落ち込まなくてもいいですよ 」

解説 強いショックを受けている患者さんには、説明を一度に伝えず、患者さんの様子を見ながら数回に分けて伝えましょう。

No.135 治療法を迷っている患者さんに

「 どのようなことで迷われていますか? 」

✕NG「 ほかに治療法はないですよ 」

解説 どんな治療をすべきかで悩んでいる患者さんには、迷っている内容と理由を質問してみましょう。

No.136 今後に不安を抱える患者さん①

「 よろしかったら、一番気になっていることを教えていただけませんか 」

✕NG「 なるようにしかならないですよ 」

解説 混乱している患者さんには、もっとも心配なことだけを話してもらうことが、考えをまとめて整理する手助けになります。

No.137 今後に不安を抱える患者さん②

『 どうすることが最善なのか、いっしょに考えていきましょう 』

×NG 『 ご家族とがんばっていくしかないですね 』

解説 患者さんには治療だけでなく、家族のことや今後についても不安がつきまといます。それらについてもいっしょに考える姿勢を見せましょう。

No.138 患者さんを支える言葉

『 私たちはこれからも、できる限りのお手伝いをしていきます 』

×NG 支える言葉を伝えない

解説 患者さんを支援する気持ちを伝えるフレーズです。どんな些細なことでも話してもらえる信頼関係を築きましょう。

患者さんの「大丈夫」を過信しない

悪い知らせを伝えたあとで「ご気分はいかがですか?」「お話を続けてもよろしいですか?」と尋ねると、患者さんが「大丈夫です」と答えることがあります。口ではそう言っていたとしても、患者さんが動揺しているようであれば、すぐに話を進めたり、いきなり本題に入ることなく、少しずつ話を進めるようにしましょう。

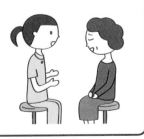

症状に合わせて
対応を

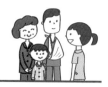

精神疾患の患者さん

　精神疾患の患者さんには繊細なタイプの人が多いので、声を荒らげたり、命令口調で話すことはしないようにしましょう。

　意欲低下の状態にある患者さんには、無理に元気をだしてもらおうとはせず、「お散歩に行きませんか」など気持ちを変えて意欲を引きだす言葉がけをしながら、患者さんの自立を目指します。一方、不安が強い患者さんには、いつでも心配なことを話してもらえるように、日ごろから心に寄り添った言葉がけを行いましょう。

　また、希死念慮のある患者さんには、「なぜそう考えるのか」を聞きながら、話をしてくれたことへの感謝を示し、患者さんが安全な環境で過ごせるように配慮します。

患者さんの様子		看護師の対応
1 意欲が出ず、なにもしたくない。	➡	**1** 「花壇を見に行きませんか?」など、意欲を引きだせるような言葉がけをする。
2 不安感が強く、気持ちが落ち着かない。	➡	**2** 不安な気持ちを正直に話してもらえるように、話しかけやすい雰囲気を作る。
3 死にたいと思っている。	➡	**3** 「なぜそう思うのか」を聞くことで、患者さんの心のつらさに寄り添う。

No.139 気力が低下して言葉が少なくなっている患者さんに

『 気になることがあったら、どんなことでも かまわないので声をかけてくださいね 』

✕NG 『 もっと話してくださいよ 』

解説 むやみに励ましたりせず、患者さんから話しだせるような雰囲気を作る言葉がけをしましょう。

No.140 不安が強い患者さんに

『 山田さんのことがとても心配です 』

✕NG 落ち着くまで関わらない。

解説 患者さんに「どのような不安を抱えているかを知りたい」と、率直に自分の考えを伝えるようにしましょう。

No.141 パニック状態の患者さんに

『 ここは安全ですよ。ゆっくり息をしてく ださい 』

✕NG 『 落ち着いて！ 』

解説 無理に落ち着かせようとせず、患者さんが看護師を信頼し、安全を感じられるような言葉を伝えましょう。

No.142 患者さんに「死にたい」と言われた①

『 死にたいと思うほど、おつらいのですね。
お話ししてくださってありがとうございます 』

✕NG『 またまた、ご冗談を 』

解説 救いを求めて打ち明けた患者さんの気持ちを、しっかり受け止めることが大切です。

No.143 患者さんに「死にたい」と言われた②

『 よろしければ、つらく感じていることについて、お話ししていただけませんか 』

✕NG『 死なないでくださいよ 』

解説 希死念慮のある患者さんには、感じているつらさを思いのままに話してもらい、患者さんの心情に共感するように努めます。

No.144 服薬を拒否する患者さんに①

『 薬を飲むと、体調が悪くなりますか? 』

✕NG『 薬は飲まなきゃダメなんだから、飲みましょうよ 』

解説 無理に服薬させようとすれば、かえって拒否感を示しかねません。なぜ服薬したくないのか、率直に聞きましょう。

「薬は症状を楽にするためのものです。医師の説明は受けていらっしゃいますか?」

✕NG 「医師に薬を飲むように言われたでしょう?」

解説 服薬拒否には、疾患や治療についての説明が不十分である可能性もあります。患者さんが十分に理解できているかを確認しましょう。

希死念慮には「TALK」の原則で対応を

希死念慮のある患者さんは、周囲がサポートしようとしてもそれを拒絶し、孤立していくケースが多くあります。また、「死にたい」と患者さんから言われたときには、腫れものに触るような関わり方をしてしまいがちですが、それでは患者さんのつらさを取り除くことにはなりません。

患者さんに自殺の危険性を感じたときは、「TALK」の原則にもとづいて対応しましょう。

「TALK」の原則

Tell
誠実な態度で話しかける
「あなたを心配しています」と、声にだして気持ちを伝える。

Ask
自殺についてはっきりと尋ねる
「死にたいと思っていらっしゃるのですか?」と率直に聞く。

Listen
相手の訴えに傾聴する
死を考えるほどになっている患者さんのつらさを、徹底的に聞き取る。

Keep safe
安全を確保する
危険物を取り除き身の回りを安全にする。また、患者さんを1人きりにしないなどの対策をとる。

あなたの心も
ケアしよう

　看護師の仕事は、基本的にマルチタスクです。患者さんやご家族への対応、医師からの指示受けと実施、患者さんの日常ケア……と、めまぐるしく変わる状況に合わせて、さまざまな業務をこなさなくてはなりません。

　さらに看護師の仕事は、感情の抑制や忍耐を伴う「感情労働」とも呼ばれます。ケアを提供している私たちは、患者さんの様子に無関心・無感動ではいられないものです。しかし、それらの感情を抑えたり冷静に受け止めなければ、多くの患者さんへのケアを正しく行うことはできません。

　日々のあわただしい業務や感情労働は、心の疲れの原因になります。特に、患者さんの求める「白衣の天使像」に応えようとしたり、理想の看護を追い求めすぎると、現実とのギャップが生じ、心の疲れがたまりやすくなります。勤務後もつらい記憶がよみがえったり、気分が沈み続けるようであれば、自身のメンタルヘルスに向き合うようにしましょう。

　忍耐強い人ほど、「これくらい大丈夫」とがまんしてしまうことが多いですが、「看護師が元気でなければ、患者さんのケアはできない」と心得て、意識的に心のケアをしましょう。感情を吐きだすために、出来事をノートに書いたり、友人に話を聞いてもらうのもよいでしょう。また、体を動かしたり趣味に没頭するなどして、仕事のことを忘れられる時間を持つことも大切です。

（木澤晃代）

CHAPTER

4

ご家族への
対応

「第2の患者」とも呼ばれるご家族には、
患者さん以上の気づかいが必要なことがあります。
ご家族の不安や悩みをケアするのも、
看護師の役目と心得ましょう。

患者さんのご家族は
「第2の患者」としてケア

面会に来たご家族

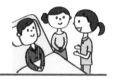

　ご家族は患者さんの病状変化を目のあたりにすると、心理面で危機的状況に陥り、ときには患者さん以上に不安な気持ちを募らせることもあります。そのため、患者さんを支えるご家族は「第2の患者」と呼ばれ、看護師のケアの対象になります。家族の不安を感じると、患者さんも不安になってしまうので、ご家族の心をほぐす対応を心がけましょう。

　直接、面会ができない患者さんのご家族には、患者さんの様子や実施したケアやなどを伝えましょう。また、「患者が死ぬかもしれない」といった不安を口にだせずに苦しんでいるご家族もいるので、気持ちを素直に話してもらえる関係性を作るようにします。

ご家族の様子		看護師の対応
1 患者さんが現在、どんな状態なのかが知りたい。	➡	**1** 患者さんをよく観察して、現在の状況を伝える。
2 患者さんの今後に不安を抱いているが、なかなか言いだせない。	➡	**2** なんでも話せる関係性を作り、気兼ねなく相談してもらえるようにする。
3 連日の面会で疲れている。	➡	**3** いたわる言葉をかけ、困っていることで支援できることがないかを探る。

表情やコミュニケーションの基本

1 面会時間での基本フレーズ

2 外国・失語症のコミュニケーション

3 患者さんのタイプ別に求められる対応

4 ご家族への対応

5 困ったときの対応

6 スタッフとのコミュニケーション

マナーと言葉遣い

No.115 面会に来たご家族に①

『 お暑い中、お疲れさまです 』

×NG なにも言わない。

解説 面会に来たご家族には、来てくださったことへの慰労と感謝の気持ちを込めてあいさつします。

No.116 面会に来たご家族に②

『 雨の中、大変でしたね 』

×NG 『 びしょ濡れで病棟に来られては困ります！』

解説 たとえ、びしょ濡れで病室に入ってきたとしても、まずは来ていただいたことをいたわり、雨水を拭いてもらうなどの対処をしましょう。

No.117 面会に来たご家族に③

『 毎日でお疲れでしょう。お体を大事になさってください 』

×NG 『 大変だから、毎日来なくてもいいのに 』

解説 毎日の見舞いは、こちらが想像している以上に大変なものです。ご家族の体調を気づかう言葉を伝えましょう。

No.118 ご家族が帰る際のあいさつ①

『 お気をつけて、お帰りください 』

❌NG あいさつをしない。

解説 「お疲れさまでした」などのあいさつだけでなく、気づかいの言葉を付け加えると、信頼関係が育まれます。

No.119 ご家族が帰る際のあいさつ②

『 また、お待ちしています 』

❌NG 『 絶対にまた来てくださいね 』

解説 お見舞いの頻度にかかわらず、「またお見舞いに来てほしい」という気持ちを伝えるようにしましょう。

No.120 患者さんのお世話をしているご家族に

『 なにかお手伝いしましょうか? 』

❌NG 『 そんなことは私がやりますよ 』

解説 ご家族が患者さんのケアをしているときには、声をかけて手伝うようにします。

No.121 ご家族からのお礼を言われたとき①

「 お手伝いできて、うれしいです 」

✕NG 「 当然のことです 」

解説 患者さんのケアをすることは仕事ではあるものの、看護師にとっての喜びでもあることを伝えましょう。

No.122 ご家族からお礼を言われたとき②

「 お役に立てたのなら光栄です 」

✕NG 「 そんなことないです 」

解説 お礼を言われたときには謙遜することなく、「お役に立てたことがうれしい」と伝えるとよいでしょう。

No.123 携帯電話禁止エリアで携帯電話を使っているご家族に

「 お話し中失礼します。こちらでは通話はできないことになっておりますので、通話可能エリアにご案内します 」

✕NG 「 ここでは電話をしないでください 」

解説 通話を注意するだけで終わらせず、通話ができるエリアへ案内する代案を示すことが大切です。

No.124 子どもの患者さんのきょうだいの呼び方

『 ひなちゃん 』

×NG 『 あおいちゃんのおねえちゃん 』

解説 きょうだいには「あなたのことも見ているよ」という気持ちを込めて、名前で呼びかけます。

No.125 反応のない患者さんのご家族に①

『 面会に来てくださったことを、ご主人もわかってらっしゃると思いますよ 』

×NG 『 話しかけてもムダですよ 』

解説 患者さんの状況を受け入れられないご家族には、患者さんに寄り添ってもらえるように言葉がけをしましょう。

No.126 反応のない患者さんのご家族に②

『 反応がなくても、お母さまの声は聞こえていると思いますよ 』

×NG ご家族にまったく言葉がけをしない。

解説 反応がないために「面会に来ても意味がない」とご家族が思わないように、患者さんに声をかけてもらったり、手を握ったりしてもらいましょう。

No.127 ICUに入院中の患者さんのご家族に

『 点滴の交換のときには、目を開けられましたよ 』

✕NG 『 ふつうでしたよ 』

解説 具体的な患者さんの状態を話すことで、ご家族を安心させることができます。

No.128 重篤な病状の患者さんのご家族に①

『 お話ししたいことがあれば、いつでも遠慮なく声をかけてください 』

✕NG 『 きっと元気になると思うので大丈夫ですよ 』

解説 患者さんの前で平静でいるご家族でも実際には不安を抱えていますから「いつでも支援します」と安心させましょう。安易な慰めはNGです。

No.129 重篤な病状の患者さんのご家族に②

『 ご主人にしてあげられることを、いっしょに考えましょう 』

✕NG 『 ご家族が、がんばってください 』

解説 ご家族がつらい現実と向き合いながらも、希望を持ち続けることができるよう、支援することを伝えるフレーズです。

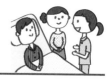

手術終了を待つご家族

　患者さんの手術中に待機しているご家族は、「手術はいつ終わるのか」「手術はうまくいっているのか」と考えてしまうため、落ち着いていられません。不安をなるべく減らすためにも、事前に手術が終わる予定の時間を伝え、終了の目途が立ったときにはすぐに報告します。また、手術の予定の時間を過ぎてしまうようなときにも、なるべく早めに報告します。

　手術中になにかあったときのため、ご家族には待合室などで待ってもらうことが多いのですが、手術が長引く場合は、座りやすいソファがある場所に案内するなどして、待ち時間が苦にならないように気づかいましょう。

ご家族の様子		看護師の対応
1 手術がうまくいっているのか心配。	➡	**1** 予定終了時刻を伝え、手術室から連絡が入ったら、すぐに伝える。
2 待ち時間が予想よりも長いので、イライラしている。	➡	**2** ゆっくり待ってもらえる部屋や座席に案内する。
3 予定時間よりも手術が長引き、本当に手術がうまくいっているのかと不安に思い始めている。	➡	**3** 予定の時間より長くかかることもあることを、ていねいに伝える。

No.161 待機しているご家族に①

「 さぞかしご心配のことと思います 」

×NG 「 長いですよね 」

解説 患者さんに対するご家族の不安を思いやる言葉です。「お疲れさまです」のあいさつとともに伝えましょう。

No.162 待機しているご家族に②

「 ご心配でしょうが、少しゆっくりなさってください 」

×NG 「 時間はかかると思いますよ 」

解説 手術時間が長いと、ご家族の不安は募るものです。待機時間をゆっくりと過ごしてもらえるように配慮しましょう。

No.163 待機しているご家族に③

「 あちらのイスのほうがゆっくり座れますので、どうぞ遠慮なくお使いください 」

×NG 「 大丈夫ですから落ち着いてください 」

解説 落ち着かない様子のご家族には、ゆっくりできるスペースや座席を案内しましょう。

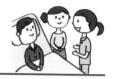

CHAPTER
4-3
ご家族

出産の喜びを
共有する

妊婦さんのご家族

　出産は、どのご家族にとっても人生の大きなイベントです。妊婦に付き添って来院したご家族は、赤ちゃんと会えることへの喜びにあふれています。生まれてくる赤ちゃんが待ちどうしい気持ちに共感するような言葉がけをしましょう。

　分娩のときに産婦さんをサポートしているご主人には、「マッサージがお上手ですね」などの誉め言葉やねぎらいの言葉をかけましょう。疲れているようであれば、「私が代わります」と休憩をうながします。また、分娩時には夫の役割を作ってあげることも重要です。タオルで汗を拭くなど簡単なことでも手伝ってもらうことで、分娩の喜びをともに感じられるようになります。

ご家族の様子		看護師の対応
1 出産を妊婦ともども心待ちにしている。	→	**1** 「楽しみですね」などの言葉がけで、出産に向けての喜びに共感する。
2 分娩時、産婦をどのようにサポートしていいかわからない。	→	**2** 簡単なことでも手伝ってもらえるように、言葉がけをする。
3 分娩時のサポートを一生懸命している。	→	**3** 「私が代わります」と伝え、休憩してもらう。

看護のコミュニケーションの基本

各診療科でのセリフ・フレーズ

全体像・ケア等のコミュニケーション

患者さんのタイプ別に求められる対応

4 ご家族への対応

困ったときの対応

スタッフとのコミュニケーション

マナーと言葉遣い

No.164 妊婦のご家族に①

「 生まれてくるのが楽しみですね 」
「 早く赤ちゃんと会いたいですね 」

×NG「 生まれる前のほうが楽ですよ 」

解説 出産を控えた妊婦のご家族には、出産による喜びや楽しみに焦点をあてた言葉がけをしましょう。

No.165 妊婦のご家族に②

「 マッサージがとてもお上手ですね 」

×NG「 奥さんはもっと大変なんですよ 」

解説 分娩時にサポートをしている夫には、疲れをねぎらう言葉もかけましょう。

No.166 妊婦のご家族に③

「 代わりますので、休憩されませんか?
応援する人にも休憩は必要ですので 」

×NG「 もっと、がんばってください 」

解説 分娩のサポートをしているご家族には、タイミングを見ながら休憩をしてもらうようにしましょう。

精神的苦痛を
やわらげる

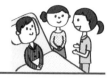

亡くなった患者さんのご家族

　患者さんが亡くなったときには、ご家族の精神的苦痛をやわらげることを第一に考えます。ご家族だけで過ごせる時間を作ったり、死を目の前にして戸惑っていたら、ご遺体に声をかけることや手を握ることなどを提案しましょう。ただし、無理強いをするような提案はしてはいけません。

　混乱していたり、深く気持ちが沈み、ケアが必要と思われる場合には、静かにそばにいるようにします。励ましなどは必要なく、ご家族が感情を吐露できるような雰囲気を作ることを心がけましょう。ご家族の話には控えめにあいづちを打ち、傾聴することに専念します。

ご家族の様子		看護師の対応
1 患者さんの死で、深く悲しんでいる。	➡	**1** ご家族だけになれる時間を作り、話をじっくり聞く。
2 ご遺体を前にして、なにをしていいかわからない。	➡	**2** ご遺体への声がけなどを提案する。
3 混乱したり、呆然とした様子を見せている。	➡	**3** 1人きりにしないように配慮する。

No.167 お悔やみの言葉

「 このたびは、まことにご愁傷さまです」
「 お悔やみ申し上げます 」

×NG なにも言わない。

解説 患者さんの死は、看護師自身もつらいものです。無理に長い言葉をかけず、ひと言、お悔やみの言葉を伝えましょう。

No.168 患者さんが亡くなったとき①

「 ○○さんは、最期までがんばっていらっしゃいました 」

×NG 「 体力の限界だったんでしょうね 」

解説 ご家族の心のケアとして患者さんの生前の様子を共有し、悲しみを少しでも癒すようにします。

No.169 患者さんが亡くなったとき②

「 精一杯のことをいたしましたが、力およばず残念です 」

×NG 「 治療が効かなかったんですね 」

解説 医療に関わるものとして、最善の手を尽くしたものの、力がおよばなかったことを伝え、深く頭を下げましょう。

No.170 患者さんが亡くなったとき③

『ご主人と、最後のお別れをなさってください』

×NG 『 処置があるので、お別れの時間は取れません 』

解説 ご家族に患者さんとのお別れをうながす言葉です。その後、ご家族とご本人だけの時間を作ります。

No.171 遅れて来たご家族に

『残念です。先程お亡くなりになりました』

×NG 『 遅かったですね 』

解説 駆けつけたご家族が患者さんの最期に間に合わなかったときには、すでに亡くなっていることを静かに伝えましょう。

No.172 ご遺体を前に戸惑うご家族に①

『ご主人にも聞こえていると思いますので、お話しされてはいかがですか?』

×NG 『 亡くなってますけど、声をかけてもいいですよ 』

解説 ご家族の悲しみが落ち着くように、患者さんに声をかけることをうながします。

No.173 ご遺体を前に戸惑うご家族に②

「 手を握ってあげてください 」

×NG 「 遺体には触らないでください 」

解説 ご遺体を前にして戸惑っているご家族には、ご遺体に触れてもよいことを伝え、最後のお別れをしてもらいましょう。

No.174 混乱しているご家族に

「 よかったら、そばにいさせてください 」

×NG 「 落ち着いてください 」

解説 身内が1人だけだったり、うまく悲しみを表せないでいるような場合には、落ち着かれるまでそばで見守ります。

No.175 ご家族へのあいづち

「 お寂しいですね 」
「 もう少しそばにいてほしかったですね 」

×NG 「 へー、そうなんですか 」

解説 ご家族に寄り添う気持ちが大切です。ご家族の話にはじっくり耳を傾け、時折、静かにあいづちを打ちましょう。

クールダウンしてから
適切に「怒る」

　怒ることはいけないことでしょうか？ そんなことはありません。「怒り」はだれにでもある感情の1つです。しかし、怒りをぶつけてしまうと、相手との関係性にも影響するため、簡単に怒るわけにもいきません。だからといって、怒りをがまんしすぎるのもいけません。怒りはがまんすればするほど膨れ上がり、やがては大爆発します。そうなると、相手や自分も大きく激しく傷つけてしまいます。

　怒りのコントロールは難しいものですが、怒りの表現方法はコントロールできます。その方法は「アンガーマネジメント」と呼ばれています。いくつかあるアンガーマネジメントの中でも、怒りを感じたときにできるクールダウンの方法を覚えておくと、怒りを適切に表現しながらも、相手を傷つけずにすみます。

〈濱田安岐子〉

「怒り」のクールダウン

❶ 怒りを感じたら、6秒数える。
❷ 心の中で自分の怒りに「ストップ！」と言い聞かせる。
❸ 深呼吸をしながら、気持ちが落ち着くような歌を心の中で歌う。
❹ 気持ちがある程度落ち着いたら、怒りをどのように相手に伝えるかを検討する時間を持つ。

CHAPTER

5

困ったときの
対応

トラブルの対処法を確認しましょう。
困った場面においても、自分が看護の
プロフェッショナルであることを
忘れずに対処することが大切です。

できるだけ
早めに対処する

クレーム

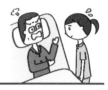

クレームになるほどの患者さんの怒りや不満は、対応が早いほど解消させやすいものです。たとえ相手に非があるようなことでも、不快な気持ちにさせたことに、まずは謝罪しましょう。そして、クレームの内容をしっかり聞きき、上司に相談をして迅速に解決の道を探します。

感情的になっている相手に対し、当事者1人で対応をすると、かえってこじれてしまう場合があります。上司に対応してもらうなどして、感情的にならない解決を探し、反論したり言葉をさえぎることなく、相手の話をうなずきながら聞きましょう。相手がなにに怒っているのかがわかれば、今後の対応もしやすくなります。

患者さんの様子		看護師の対応
1 不快感を示し、怒っている。	➡	**1** すぐさま謝罪する。
2 激怒していて、クレームの要点が見えない。	➡	**2** 謝罪したあとで、クレームの内容を上司に相談する。当事者1人での対応は極力避ける。
3 明らかに患者さんに非がある。	➡	**3** 不快にさせたことについて、すぐに謝罪する。

No.176 謝罪する①

『 申し訳ございません 』

×NG 『 すみません 』『 ごめんなさい 』

解説 「申し訳ございません」が謝罪するときの基本の言葉です。「すみません」や「ごめんなさい」は、患者さんに対しては用いません。

No.177 謝罪する②

『 ご不快な思いをさせることになり、申し訳ございません 』

×NG 『 不快にしようと思ったわけではありません 』

解説 患者さんの怒りの発端がどんなことでも、不快な気持ちにさせたことを早い段階で謝罪することが大切です。

No.178 謝罪する③

『 ご指摘いただくまで気がつかず、申し訳ございません 』

×NG 『 気がつかなかったです 』

解説 患者さんの怒りの原因に気づかなかったことに対し、謝罪します。その後、クレーム内容を上司に報告・相談します。

No.179 謝罪する④

「 お怒りになるのは当然です 」

×NG 「 そんなに怒らなくても…… 」

解説 怒りの感情を肯定することで、患者さんに「わかってもらえた」と感じてもらえます。

No.180 後輩へのクレームを聞く①

「 私がお話をうかがいます 」

×NG 「 クレームなら**看護師長**に言ってください 」

解説 後輩が受けたクレームを、代わりに聞くときに使うひと言です。最初に「○○と申します」と名乗ることを忘れずに。

No.181 後輩へのクレームを聞く②

「 改善するために、もう少しくわしくお聞かせくださいませんか 」

×NG 「 苦情を聞かせてください 」

解説 クレームの内容を確認するためのフレーズです。よりよいケアをするために聞いているという姿勢を見せることが大切です。

No.182 後輩へのクレームを聞く③

『 まぁ! 』『 そうだったのですか! 』

×NG 無表情で聞く。

解説 クレームの内容を聞き、相手の気持ちを汲み取る言葉を伝えることで、患者さんの怒りに共感していることを示すことができます。

No.183 クレームを受け止める①

『 お申し立ての内容は、○○と△△の2点でお間違いございませんか 』

×NG クレームの内容を確認しない。

解説 患者さんが話したことを端的にまとめ、クレーム内容に間違いがないかを確認します。「お申し立て」は「クレーム」の言い換えです。

No.184 クレームを受け止める②

『 ご指摘いただき、ありがとうございます 』

×NG 『 わかりました 』

解説 患者さんのクレームを「改善点を指摘してもらった」ととらえ、感謝の気持ちを伝えましょう。

No.185 今後の対応について①

『 今後、十分に気をつけます 』

×NG 『 ミスらないようにします 』

解説 謝罪するときには、いつも以上に言葉遣いに気をくばりましょう。「ミスしません」などのくだけた表現もNGです。

No.186 今後の対応について②

『 気になる点がございましたら、ご指摘お願いいたします 』

×NG 『 言いたいことはそれだけですね。わかりました 』

解説 こちらがクレームを嫌がっていないことを示す言葉です。患者さんの指摘によって、よりよいケアができるようになることを伝えます。

No.187 今後の対応について③

『 二度とこのようなことが起こらないように、徹底いたします 』

×NG 『 もうしないと思います 』

解説 後輩へのクレームを解決できたら、今後の対応について個人ではなく組織として改善し、同じミスをくり返さないことを伝えます。

No.188 対応について上司に確認する

『 私の一存では対処いたしかねますので、上の者に確認して参ります 』

✕NG 『 今、聞いてきます 』

解説 自分では判断できないことは、上司の指示を仰ぎます。そのことを患者さんにも理解してもらい伝えましょう。

No.189 クレームが患者さんの勘違いだったとき①

『 わかりにくく、申し訳ございませんでした 』

✕NG 『 やっとわかりました？ 』

解説 たとえ患者さんの勘違いであっても患者さんのせいにせず、こちらにも不備があったと伝えましょう。

No.190 クレームが患者さんの勘違いだったとき②

『 私もうっかりすることがありますので、お気になさらないでください 』

✕NG 『 もう勘違いしないでくださいよ 』

解説 患者さんが勘違いを気にしないように、笑って流せるような雰囲気を作ることも大切です。

断る場合は
代案を提案する

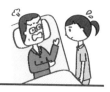

対応の難しい場面

　患者さんに頼りにされるのはうれしいものですが、必要以上に呼びだされたり、手足のように使おうとする患者さんの対応に困ることもあります。また、1人の患者さんの対応にだけ長い時間を割くことはできませんので、患者さんの願いに100パーセント応えることは難しいものです。

　多くの患者さんに適切なケアを行うために、患者さんの依頼をうまく断る必要があります。そのときには、必ず患者さんが納得してくれる代案を提示して、可能な限りの支援を行うことを約束しましょう。また、患者さんからの依頼で自分では判断しかねることがあったら、必ず上司に相談しましょう。

患者さんの様子		看護師の対応
1 すべてのことを看護師に頼ろうと思っている。	➡	1 できることは、なるべく自分でやってもらえるように伝える。
2 自分の希望はすべて叶えてもらいたい。	➡	2 代案を提示して、できる範囲で希望を叶える。
3 おしゃべりが好きで、話が長い。	➡	3 事前に「5分だけうかがいます」と具体的に伝え、話をうまくまとめる。

No.191 「自分のケアを優先してほしい」と言われた

『 緊急の患者さんがいるので、すぐにはできませんが、30分後にうかがいますのでお待ちいただけますか 』

（×NG）『 今は無理なので待ってください 』

（解説） 「すぐにはできない」と伝えるだけでなく、「○分後ならできる」と代替案を示し、患者さんに待ってもらいましょう。

No.192 話の長い患者さん①

『 10分ほどで申し訳ありませんが、お話をうかがいますね 』

（×NG）『 時間がないので、手短にお願いします 』

（解説） おしゃべりが好きな患者さんと話すときは、事前に時間を決めて伝えておくとよいでしょう。

No.193 話の長い患者さん②

『 お話をまとめると、○○のようにできたらいいな、と思っておられるとのことですね 』

（×NG） 話を途中で打ち切ってしまう。

（解説） 話が長くなると、患者さんもなにを話しているのかがわからなくなります。タイミングよく話のポイントをまとめて会話を終わらせましょう。

No.194 話の長い患者さん③

『 楽しいお話をありがとうございました。
ところで…… 』

✕NG 『 話を本題に戻してもいいですか? 』

解説 話の区切りのときに使えるフレーズです。話題を切り替えて、伝えるべきことを話しましょう。

No.195 休みを取得している看護師について聞かれた

『 ○○はお休みをいただいておりますので、
私が代わりにお話をうかがいます 』

✕NG 『 今日、休みなんですよ 』

解説 担当看護師が休みであることだけでなく、代わりに自分が用件を承れることを伝えます。

No.196 患者さんやご家族から差し入れをいただいた

『 ありがとうございます。お気持ちだけ、
頂戴いたします 』

✕NG 『 こういうのはもらえないんですよ 』

解説 院内のルールで差し入れが禁止されている場合は、感謝を表したうえで、ていねいにお断わりします。

No.197 入院患者さんから買い物を頼まれた

「私では判断しかねるので、確認してまいります」

×NG「わかりました。買ってきますね」

解説 患者さんによっては飲食や行動に制限がありますので、要望に応じられるか上司に確認した後、対応します。

No.198 入院患者さんから部屋を変えてほしいと言われた

「責任者に確認いたしますのでお待ちいただけますか」

×NG「申し訳ありませんが、がまんしてください」

解説 患者さんの要望に勝手な判断はせず、上司に確認します。患者さんには対応できるか返事を待ってもらうように伝えます。

No.199 患者さんが治療食以外のものを食べてしまう

「今は治療食だけですが、召し上がれるものがあるか、栄養指導を受けてみませんか?」

×NG「ほかのものは食べないでと言ってるでしょ!」

解説 頭ごなしに注意するのは逆効果です。患者さんが無理なく治療を続けられるように、栄養指導をすすめてみましょう。

No.200 歩行介助が必要な患者さんが1人で歩こうとしてしまう

『 お供させていただければ、万が一のときに
山田さんに安心いただけると思いますよ 』

×NG 『 危ないから1人では歩かないでください 』

解説 「～しないで」と注意するのではなく、「安全・安心のため」として、患者さんを支援したい気持ちを伝えます。

No.201 患者さんに安静にしていてほしいとき

『 (理由を説明)そのため、ベッドの上でお過ごしください。
ベッドから離れたいときは、看護師をお呼びください 』

×NG 『 ベッドで安静にしていてください 』

解説 「安静」という言葉の意味がわかりにくい患者さんもいますので、理解してもらうことが大切です。

No.202 体を動かしてほしい患者さんに

『 回復のために体を動かしましょう。つら
いときは遠慮せずに言ってください 』

×NG 『 寝てばかりだと体力が戻りませんよ 』

解説 「～しないとできない」といった否定的な言い方ではなく、「～をすればできるようになる」などの前向きな表現を心がけましょう。

No.203 すべてのことを看護師に頼もうとする患者さんに

「 できる範囲のことは、ご自分でお願いしますね 」

×NG 「 なんでも頼ろうとしないでください 」

解説 「できる範囲で」と伝えることで、患者さん自身での行動をうながし、できないことは無理せずに頼ってもらえるようにします。

No.204 退院予定の患者さんに、退院しても大丈夫か質問された

「 なにか心配なことがありますか 」

×NG 「 大丈夫ですよ 」

解説 患者さんが不安の言葉を口にしたときは、決して受け流さずに「なぜそう思うのか」の理由を考えるようにしましょう。

No.205 患者さんに医師やほかの看護師の悪口を言われた

「 山田さんが誤解するような言い方だったのですね。申し訳ありません 」

×NG 「 確かに○○はひどいですね 」

解説 患者さんの言葉に同調するのはNGです。同じ医療スタッフとして、患者さんを傷つけたことを謝罪しましょう。

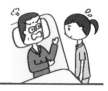

CHAPTER 5-3
困ったとき

毅然とした態度で
拒否する

セクハラ

体を触られたときには、すぐに「やめてください」と拒否して
まったく問題ありません。笑ってごまかしたり、やさしい注意では、
「触っても怒らない」「喜んでいる」と勘違いし、ほかのスタッフへ
の被害にもつながりかねません。性的な発言もセクハラ行為です。
いやらしいことを言われたときにも、拒否の気持ちを毅然と明確に
伝えましょう。

また、「相手がセクハラと思っていないから」と、セクハラをが
まんする必要はありません。あなたがセクハラだと感じたら、それ
はセクハラに該当します。セクハラされたことは記録に残し、チー
ム内でも共有して再発防止に努めましょう。

患者さんの様子	看護師の対応
1 いたずら感覚なので、セクハラだと思っていない。	**1** 拒否の態度を毅然と示す。
2 相手は喜んでいると思っている。	**2** はっきりと「やめてください」と拒否し、嫌だということを伝える。
3 直接触らなければセクハラではないと考え、言葉でのセクハラを行う。	**3** セクシャル発言もセクハラに該当するため、拒否の態度を明確に示す。

No.206 セクハラへの対処①

『 (きっぱりと) やめてください 』

×NG (愛想笑いをしながら)『 ダメですよ 』

解説 セクハラをされたら、即座に拒否の言葉を発しましょう。愛想笑いをすると、「喜んでいる」と勘違いされてしまいます。

No.207 セクハラへの対処②

『 そのようなことをされるなんて、不愉快です 』

×NG 『 そんなことしないでくださいよー 』

解説 「不快である」ことをきっぱりと伝えます。相手がセクハラだと思っていなくても、あなたが不快であればセクハラです。

No.208 セクハラへの対処③

『 今の行為は、私にとって大変苦痛です 』

×NG セクハラに気づかないふりをする。

解説 セクハラが相手を傷つける行為であることを伝える表現です。がまんせず、はっきり伝えましょう。

No.209 セクハラへの対処④

「 とても不愉快なので、もう二度としないでくださいますか 」

✗NG 笑ってごまかす。

解説 セクハラに対しての嫌悪感と、相手に止めてほしいことを明確に伝えましょう。

No.210 セクハラへの対処⑤

「 山田さんは娘さんもいらっしゃるので、女性の気持ちがわかる方だと思っていました 」

✗NG 「困ります」と小さい声で言う。

解説 家族の話や仕事の話をすることで、相手に社会性を取り戻してもらうことができます。

No.211 セクハラへの対処⑥

「 そのような言葉を、山田さんから聞くのは非常に残念です 」

✗NG 「○○さんったら、なにを言ってるんですか」と言って笑う。

解説 セクシャルな発言もセクハラに概当します。「触られたわけではないので」とがまんせず、しっかり拒否の姿勢を示しましょう。

『 男性職員の鈴木に代わります 』

×NG セクハラをされてもがまんする。

解説 いくら注意してもセクハラが続く場合は、男性職員に代わってもらうことも対処法の1つです。

セクハラ以上に傷つく「セカンドハラスメント」

セクハラ被害を受けたときは、すみやかに上司に報告・相談するのが基本です。しかし、報告・相談した相手や周囲から、「被害に遭った人のほうが悪い」と被害者が責められる「セカンドハラスメント」が起こることがあります。セカンドハラスメントは、相手に「悪いことをしている」という自覚のないまま、正論と思え

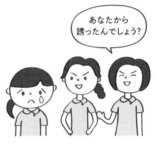

あなたから誘ったんでしょう?

る内容を押し付けられるため、被害者が「私も悪かったのかもしれない」と思い込み、被害をがまんしてしまうケースもあります。

セカンドハラスメントに遭ったときには、「もうどこにも相談できない」とあきらめずに、勤務先の相談窓口か、厚生労働省が運営している「労働条件相談ホットライン」を利用しましょう。

厚生労働省・労働条件相談ほっとライン

相談先	0120 −811−610
受付時間	月～金曜日:17:00～22:00　土・日・祝日:9:00～21:00

※12月29日～1月3日を除く。

「親しき仲にも礼儀あり」で
セクハラを拒否

　患者さんの長い入院生活に関わると親しみも湧き、ちょっとした冗談を言い合うこともあるのではないでしょうか。そのようなフレンドリーな関係性は決して悪いものではなく、患者さんの入院生活の不安やつらさを取り除く助けになるものです。

　しかし、そんな中で、さりげなく卑猥（ひわい）な言葉を言われたり体を触られるなど、セクハラの影が見え隠れすることがあります。こういった行為は、親しい間柄であればあるほど「あの人のやったことだから仕方ない」「今回だけは見逃そう」などと思ってしまい、その結果、行為がエスカレートしたり、ほかのスタッフにも被害が及んだりすることも少なくありません。

　どんなに親しい間柄であっても、セクハラは許される行為ではありません。プライベートでは絶対に許されないことも、白衣を着ていると感覚が麻痺して、「これくらいよくあること」などと考えてはいないでしょうか。看護師は患者さんの身体ケアを行う職業であるため、直接的なセクハラを受けやすいものですが、患者さんから少しでもそのような言動があったときには、毅然と「NO！」と伝えましょう。そして患者さんの気になる行為は、すぐに管理者に報告してください。

　また、あなたが後輩などからセクハラ被害の報告を受けたときには、後輩の話を否定せずに聞き、つらい感情を十分に受け止めたうえで、上司に報告するようにしましょう。

（木澤晃代）

CHAPTER

6

スタッフとの
コミュニケーション

スタッフ間の信頼関係は、
患者さんやご家族へのケアの質に反映されます。
そして、それらがあなたの仕事を充実させる
ことにもつながるのです。

スタッフで
情報を共有する

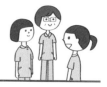

報告・連絡・相談

　指示された仕事が終わったら、すぐに報告しましょう。報告は、まず「○○さんに△△のため、××を行いました」と結論を述べ、そのあとで詳細を伝えます。また、伝える前には「お時間よろしいですか？」など、相手に説明を聞く時間があるかどうかを確認しましょう。

　仕事で迷ったときには、必ず相談をします。自分勝手な判断をすると、取り返しのつかないことになりかねません。ミスをしたときも同様です。叱られることや自分の評価が下がることを恐れて報告しないでいると、事態はさらに悪くなってしまいます。患者さんのことを第一に考え、事実を正確に伝えることが大切です。

スタッフの様子		自分の対応
1 頼んだ仕事の進捗状況を知りたい。	➡	**1** 指示された仕事が終わったら、すぐに報告する。長期にわたる仕事では、中間報告も行う。
2 大切なことは、いつでも報告・連絡してほしい。	➡	**2** 急ぎの報告では、「お忙しいところ申し訳ございません」などの相手を気づかう言葉を添える。
3 困ったらどんなことでも相談してほしい。	➡	**3** 困ったときには、自分勝手な判断はせず、上司や先輩に相談する。

No.213 報告する①

『 山田さんのことでご報告したいのですが、
よろしいでしょうか 』

×NG 報告しない。

解説 たとえ大切な報告であっても、無遠慮に相手の作業を中断させてはいけません。相手が手隙であるかを確認してから報告しましょう。

No.214 報告する②

『 ○○について報告をしたいのですが、
5分ほどお時間よろしいでしょうか 』

×NG 前置きなしで報告を始める。

解説 報告する前に、「○分ほど」と具体的な所要時間を提示することで、相手の都合も配慮できます。

No.215 ケアについての報告・連絡

『 ○○なので、△△します 』
『 △△しました。理由は○○です 』

×NG 『 △△しました 』

解説 「どんなケアをしたか」だけでなく、「なぜそのケアをしたか」の理由も加えて伝えましょう。

No.216 忙しそうな先輩にあとで報告をすることを伝える

『 お手隙のときに、山田さんのことでご報告させてください 』

×NG 相手の都合に合わせずに報告する。

解説 相手が忙しいときに報告をすると、話が中途半端に伝わる可能性があります。相手の時間に余裕があるときに伝えましょう。

No.217 ほかの人と話している先輩に報告する

『 お話中に失礼します。○○について、急ぎでご報告があります 』

×NG いきなり話に割り込んで報告する。

解説 話に割り込む失礼を詫びたうえで急ぎの用件であることを伝え、報告します。

No.218 相談する①

『 アドバイスをいただけますか 』

×NG 『 ○○さんのことで聞きたいんですけどー 』

解説 相談するときは、「どんな観点からのアドバイスを求めているか」を明確に示すことが大切です。

No.219 相談する②

『 ○○についてご相談したいのですが、お時間を作っていただけませんか 』

❌NG 『 ○○のこと、いつ聞けばいいですか? 』

解説 相談したいときに、相手の都合を尋ねるフレーズです。「10分ほどでかまいませんので」などと、目安の時間を伝えてもよいでしょう。

No.220 患者さんの要望への対応で迷ったとき

『 山田さんが××をしたいと言っているのですが、どのように答えればよいかご相談させてください 』

❌NG 『 山田さんの要望、無理っぽいんですよね 』

解説 たとえ実現が難しそうな要望でも「できない」と決めつけず、どのような対応ができるかを相談しましょう。

No.221 患者さんのケアに自信がないとき

『 まだ自信がないので、いっしょに来ていただけませんか 』

❌NG 『 私、無理です 』

解説 自信がないときには、上司や先輩にその気持ちを正直に伝えて、サポートをお願いしましょう。

親しくても
礼儀を忘れない

同僚

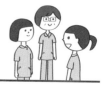

　最近の病棟では、オープンカウンタータイプのナースステーションが増えており、ナースステーションでのスタッフの発言やふるまいは、すべて患者さんとご家族の目にさらされています。そのことを意識して、同僚とのコミュニケーションにも気を配りましょう。

　また、同僚という親しい間柄でも、礼儀を忘れてはいけません。あいさつはもちろん、忙しい人への手助けや言葉がけを大切にしましょう。スタッフチームで仕事をするには、特に感謝の気持ちとねぎらいの言葉を伝えることが大切です。また、噂話や悪口は、その会話をしているだけでも同意しているととられてしまうこともあります。そのような会話には積極的に参加しないようにしましょう。

同僚の様子		自分の対応
1 仕事が大変。	➡	**1** 手があいていたら、「手伝いましょうか」と声をかける。
2 同僚として気をつかってくれている。	➡	**2** 感謝とねぎらいの言葉を欠かさない。
3 早退・遅刻した人の仕事を引き受けざるを得ない。	➡	**3** 遅刻のときは謝罪後にフォローを行い、早退のときは事前に申し送りや引き継ぎをする。

No.222 大変そうな仕事をしている同僚に

『 今、手があいているので、お手伝いできることはありますか 』

[×NG] 気に留めず、行わない。

[解説] 自分の仕事に区切りがついて手があいたときには、ほかのスタッフの仕事を積極的に手伝いましょう。

No.223 退勤するとき

『 お先に失礼します 』

[×NG] 『 早めに帰ります 』

[解説] まだ残って仕事をしている人がいるところで退勤するときは、先に帰ることを詫びる気持ちを伝えましょう。

No.224 遅刻したとき

『 遅くなりまして、申し訳ありません。電車が遅延しておりました。ご迷惑をおかけしました 』

[×NG] 『 遅れました 』

[解説] 遅れてしまったことを謝罪した後、遅刻の理由を簡潔に伝えましょう。

No.225 早退するとき①

『 早退させていただきたいので、仕事の調整をしていただけますか 』

⊗NG 『 どうしても早退したいんですけど 』

解説 急な早退を申し出るときは、ほかのスタッフの迷惑にならないように配慮しましょう。

No.226 早退するとき②

『 先週お伝えしましたが、本日は早退させていただきます。私の担当分は○○さんに引き継いでおります 』

⊗NG 事前に決まっていた早退の予定を、当日の朝に伝えない。

解説 早退することが事前に決まっていても、当日の朝にも確認のため申し出ます。また、早退後の仕事の手配について、上長に報告し伝えます。

No.227 感謝する①

『 お気づかいいただきまして、ありがとうございます 』

⊗NG 『 どうも 』

解説 親しくしている間柄でも、手助けに対して感謝を伝える言葉です。お辞儀とともに伝えましょう。

No.228 感謝する②

『 おかげさまで助かりました 』

×NG 『 感謝の言葉を口にしない。』

解説 「おかげさま」は、相手の親切に対するお礼の言葉です。「おかげさまで娘も小学生になりました」のように、謙遜の意味でも使います。

No.229 噂や悪口を耳にしたとき

『 そうなんですか（それ以上の反応はしない）』

×NG 話に乗ってしまう。

解説 真偽のわからない噂や悪口に、決して乗ってはいけません。軽くあいづちを打って、話題を受け流しましょう。

申し送りは重要度の高いものから

申し送りを廃止している医療現場は多いですが、報告・連絡・相談の手段として採用し続けていることもあります。わかりやすくまとまりのある申し送りを行うには、時系列で伝えることにこだわらず、患者さんにとって重要度が高いものから話すようにしましょう。

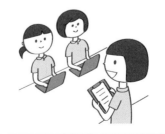

敬意を忘れずに
コミュニケーションを

上司・先輩

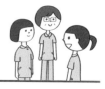

　上司や先輩は仕事での役割だけでなく、年齢的にも上である場合が多いです。馴れ馴れしい言葉遣いは避け、敬意を持ったコミュニケーションを心がけましょう。

　上司や先輩から注意されたときには、謙虚な姿勢で反省することが大切です。自分を否定されたとは思わず、「なぜ注意されたのか」「なにを伝えようとしているのか」を客観的に考えるようにしましょう。また、尊敬の気持ちを伝えるときには、わざとらしい「おべっか」を使ったり、「上から目線」の評価では信頼を得られません。「〇〇さんの仕事の進め方を参考にします」などと、上司・先輩の存在が自分にとってどのようなものであるかを伝えるようにしましょう。

上司・先輩の様子		自分の対応
1 同じミスをくり返さないようにしてほしい。	➡	**1** 注意されたことには素直に反省し、謝罪する。
2 仕事を頼みたい。	➡	**2** 手があいていれば引き受ける。ほかの仕事がある場合は、それが済んでから引き受けることを伝える。
3 いっしょに気持ちよく仕事をしたい。	➡	**3** 上司や先輩からの指導を受けられることへの感謝を伝える。

注意されたとき①

『 以後、気をつけます 』

×NG 『 ですが……（反論を始める） 』

解説 上司や先輩から注意を受けたときには反論や言い訳はせず、反省する気持ちを伝えましょう。

注意されたとき②

『 今後は、どのように気をつけたらよいか アドバイスをください 』

×NG 『 わかってますよ 』

解説 注意を受けたら、ミスをくり返さないための対策を考えます。教えられていないことについては、上司や先輩に尋ねましょう。

的外れな注意に対して①

『 お言葉を返すようですが 』
『 否定するようで申し訳ありませんが 』

×NG 『 それって違うんじゃないですか？ 』

解説 この2つのフレーズは、注意に対して反論したいとき、必要以上に角を立てないようにするために付けるクッション言葉です。

No.233 的外れな注意に対して②

「恐れ入りますが、その内容に間違いはございませんか?」

✕NG 「勘違いしないでください」

解説 納得できない注意を受けたときは最後まで話を聞いたうえで、自分の考えを冷静に客観的に伝えましょう。

No.234 的外れな注意に対して③

「そのお話は私がうかがった内容と少し違うようです。ごいっしょに確認していただいてもよろしいですか」

✕NG 「（涙ぐみながら）違います……」

解説 誤解をされていると感じたときには、経緯や状況について1つずつ確認するとよいでしょう。

No.235 的外れな注意に対して④

「ありがとうございます。検討してみます」

✕NG ふてくされて無視する。

解説 反論しないことも1つの選択です。その場合には、注意に対しての感謝の言葉だけを伝えましょう。

No.236 「あなたには無理ね」と先輩に仕事を代わられてしまった

『 申し訳ありませんが、よろしくお願いします 』

✕NG 『 なんでです、そんなことないですよ 』

解説 たとえ「自分にはできる」と思っていても、上司・先輩から見れば難しいと判断される場合もありますので、素直に先輩に委ねます。

No.237 A先輩から頼まれた仕事の途中で、B先輩からも仕事を頼まれたとき

『 今、Aさんからの依頼で検体を検査室に持って行くところです。これが終わってからでもよろしいですか? 』

✕NG どちらの仕事も引き受けてしまう。

解説 指示が重複したときには、先に引き受けている仕事を済ませてから引き受けることを伝えましょう。

No.238 重大な業務を断るとき①

『 やってみたいとは思いますが、私のスキルでは仕事に影響が出てしまうかもしれません 』

✕NG 『 やりたくないです 』

解説 まずは仕事の依頼に感謝します。その後、きちんと断る理由を伝えます。

No.239 重大な業務を断るとき②

『 考える時間を少しいただけますか? 』

✕NG 『 無理ですね 』

解説 返答を持ち帰ることで、真剣に考えてくれたという印象を残すことができます。ただし、断るときは明確な理由が必要となります。

No.240 尊敬の気持ちを伝える①

『 ○○さんとごいっしょできれば、私も安心です 』

✕NG 『 ○○さん、ヤバいですね 』

解説 「仕事の面でとても信頼し、尊敬している相手である」ことを、上手に伝える言葉です。

No.241 感謝や尊敬の気持ちを伝える②

『 ありがとうございます。心強いです 』

✕NG 『 ○○さんになんでも任せちゃいます 』

解説 仕事への不安がその人のおかげで薄らいでいることや、頼りになる先輩といっしょに仕事ができるうれしさを伝えます。

「 たいへん勉強になりました 」

×NG 「 ○○さん、すごーい 」

解説 上司や先輩の優れた仕事ぶりを目のあたりにして、感嘆せずにはいられない気持ちを伝える言葉です。

多職種スタッフと連携しよう

チーム医療では、医師や薬剤師、医療ソーシャルワーカー（MSW）など、他職種のスタッフとの連携が欠かせません。次のポイントを理解し、協力し合える関係を作りましょう。

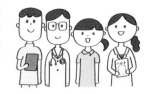

職種で上下関係を作らない

かつては医師とそれ以外の職種とで上下関係がありましたが、現在のチーム医療ではすべての職種が対等であることを意識しましょう。

それぞれの職種の専門性を理解する

各職種には専門分野があり、仕事内容にも違いがあります。お互いの違いを認めたうえで、コミュニケーションを図りましょう。

看護師だけがわかる用語の使用は避ける

医療現場で使っている用語・略語には、他業種のスタッフに理解できないものもあります。一般的で伝わりやすい表現に変えて話しましょう。

相手の視点でも考える

お互いの意見が食い違ったときは、相手がどのような立場で発言しているかを考えるとよいでしょう。

6
スタッフとの
コミュニケーション

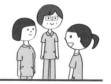

CHAPTER

6-4

スタッフ

「あなたのため」と
伝えて注意する

後輩

　後輩を注意するときは、「よい看護をともに行う仲間」という気持ちを明確にすることが大切です。その人の人格を否定するのではなく、行為に対して具体的に注意するようにしましょう。

「どうしてできないの？」と詰問口調で注意するのは避け、相手が委縮することなく、今後の業務に活かしていけるように指摘するポイントを明確にして短い言葉で伝えます。

　励ますときは、「大丈夫なんじゃない？」といったあいまいな言葉ではなく、「できますよ」と言い切る形で伝えます。

　また、「いっしょにがんばろう」などのように、ともに成長していける関係であることも伝えるとよいでしょう。

後輩の様子	自分の対応
1 先輩に注意されるのが怖い。	**1** 「いっしょに成長していくため」という気持ちが伝わるように注意する。
2 経験が少なく、仕事に自信が持てない。	**2** 積極的に取り組めるように、「いざというときは助けるから」と声をかける。
3 仕事のミスで落ち込んでいる。	**3** 相手が自信を持てるように、「いっしょにがんばろう」と励ます。

注意・指摘する①

▌確認ですが、そろそろ山田さんの点滴の時間ではないですか?」

×NG ▌点滴、やったら?」

解説 後輩に何度も注意するのがはばかられるとき、「念のための確認」として、注意したい内容をさりげなく伝える言葉です。

No.244 注意・指摘する②

▌あえて言うとすれば、△△してしまうことがあるよね」

×NG ▌△△するなって言ったでしょ!」

解説 厳しい指摘をするときに、「あなたの成長のために、あえてはっきり言っている」という気持ちを伝えるフレーズです。

No.245 注意・指摘する③

▌最近、あまり調子がよくなさそうだけれどなにかあったの?」

×NG ▌ぜんぜんダメね」

解説 その人を全否定するのではなく、「今は調子が悪いときなのでは?」と指摘しましょう。相手の本音を聞きだしたいときにも使えます。

No.246 注意・指摘する④

『 田中さんらしくない行動だけど、気になることでもあるの? 』

×NG 『 いつも使えないんだから 』

解説 頭ごなしに注意するのではなく、「あなたらしくない」と自信を失わせないような指摘を心がけましょう。

No.247 後輩を励ます①

『 大丈夫、そばにいるから 』

×NG 『 見てるからさっさとやってよ 』

解説 経験の浅い後輩にとって、困ったときに励ましてくれる先輩がいる環境があることはとても心強いものです。

No.248 後輩を励ます②

『 がんばっている姿を知っているから、自信を持ってやってみて 』

×NG 『 ビビってはダメよ 』

解説 自分の努力を見ていてくれている人がいるという実感は、仕事への意欲とチャレンジ精神にもつながります。

No.249 後輩を励ます③

「 あなたなら、きっとできるよ 」

×NG「 きっとできるんじゃない? 」

解説 励ますときには「〜かもしれない」「〜じゃない?」といったあいまいな表現は使わず、「できる」「やれる」と言い切るようにします。

No.250 後輩を励ます④

「 あなたには、乗り越える力があると信じています 」

×NG「 そんなことでヘコまないでよ 」

解説 大きなミスをして落ち込んでいる後輩には、適切な注意をしたうえで、「あなたのことを信じている」と、今後に期待する言葉を添えましょう。

後輩は「認める」ことで成長する

後輩の能力を高めるには、「あなたを認めていますよ」という気持ちを伝えることが大切です。励ますときには、「○○をがんばっているよね」と後輩が努力してきた経過や結果に重点を置いた言葉や、「○○を引き受けてくれてありがとう」と感謝の気持ちの言葉を伝えましょう。

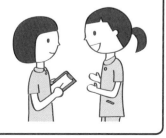

適切な行動と
身だしなみが大切

マナーを知ろう

　患者さんへの対応において言葉がけは重要な役割を果たしますが、基本的なマナーを守ることも大切です。

　人は、認識する情報の半分以上を視覚から得ていると言われます。つまり、表情と身だしなみで、あなたの印象が決まってしまうのです。無表情でぶしつけな態度は、よいイメージを抱かせないだけでなく、「ちゃんと私を見てくれているのか」と患者さんを不安にさせてしまいます。また、医療現場にふさわしくない派手な身なりをしていると、看護師としての信頼を得ることはできません。常に患者さんに見られているという意識を持ち、適切な行動と身だしなみを心がけましょう。

メラビアンの法則

「メラビアンの法則」とは、1971年にアメリカの心理学者・アルバート＝メラビアンによる実験にもとづいた考え方で、人の印象は見た目などの視覚情報によって決まりやすいことを示しています。

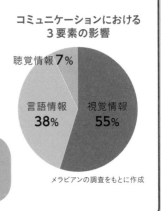

**コミュニケーションにおける
3要素の影響**

聴覚情報 **7%**

言語情報 **38%**

視覚情報 **55%**

メラビアンの調査をもとに作成

言葉がけだけでなく、
見た目やふるまいも
大切です！

看護 Good Lesson レッスン

看護現場での基本マナー

患者さんのためのコミュニケーション

おもてなしの基本わきまえたい作法

ご家族への気配り

困ったとき

スタッフとのコミュニケーション

<table>
<tr><td>**マナー❶**
表情</td><td>患者さんには、おだやかな表情で対応します。作り笑顔ではなく、あたたかい気持ちを自然と表現できるように練習しましょう。</td></tr>
</table>

●おだやかに見える表情のコツ

①目尻を下げる

目を細めると、マスクで口を隠しているときでもやさしく見えます。

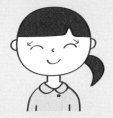

②口角を上げる

口の両端を上げることで、自然な笑顔になります。

口角

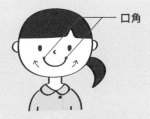

③相手の目を見る

相手をやさしく見ることを心がけ、アイコンタクトを取ります。

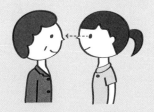

Attention

　患者さんの病状が深刻なときや、お悔やみを伝えるときなど、笑顔がふさわしくない場面もありますので、表情にも気を配りましょう。

マナー❷ 態度

どんなに忙しいときでも落ち着いて、ていねいな行動を心がけることで、相手に敬意が伝わります。

●敬意が伝わる態度のポイント

なにかをしながら対応しない

忙しくしているときでも、動作を1度止めて対応しましょう。ながら対応はNGです。

顔を向けて対応する

背後から声をかけられても、背中を向けたままの対応はNGです。必ず相手の顔を見て対応します。

物の受け渡しは両手で行う

どうしても両手で受け取れない場合は、「片手で失礼します」などのひと言を添えましょう。

マナー❸ お辞儀

あいさつや、感謝・謝罪の気持ちを表すときにお辞儀します。相手に誠意が伝わるように、正しいお辞儀を身に付けましょう。

●お辞儀のポイント

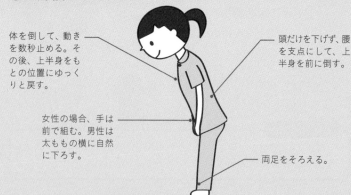

体を倒して、動きを数秒止める。その後、上半身をもとの位置にゆっくりと戻す。

女性の場合、手は前で組む。男性は太ももの横に自然に下ろす。

頭だけを下げず、腰を支点にして、上半身を前に倒す。

両足をそろえる。

接遇コミュニケーションの基本

1 看護現場での基本フレーズ

2 診察・ケア時のコミュニケーション

3 患者さんのタイプ別に求められる対応

4 ご家族への対応

5 困ったとき

6 スタッフとのコミュニケーション

マナーと言葉遣い

マナー❹ 身だしなみ

看護師として信頼と好感を患者さんに抱いてもらえるよう、清潔感のある身だしなみと服装を心がけましょう。

●身だしなみの基本

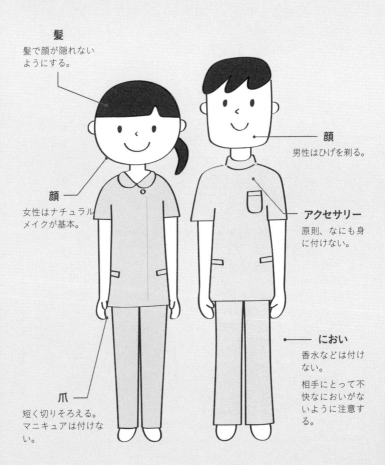

髪
髪で顔が隠れないようにする。

顔
男性はひげを剃る。

顔
女性はナチュラルメイクが基本。

アクセサリー
原則、なにも身に付けない。

爪
短く切りそろえる。マニキュアは付けない。

におい
香水などは付けない。

相手にとって不快なにおいがないように注意する。

敬意が伝わる
表現法

正しい言葉遣いをしよう

　若い世代には違和感のないの言葉遣いでも、世代が違うと意味が伝わらなかったり、不快に感じさせる表現があります。また、親しみを込めて、あえてくだけた言葉遣いをする人もいますが、相手によっては「馴れ馴れしい」と嫌悪感を抱かれかねません。

　医療現場では、どんな年齢・立場の相手にも敬意を感じさせる言葉遣いが求められます。その基本は敬語です。

　患者さんやご家族はもちろん、上司や先輩と話すときにも、敬語は欠かせません。話の内容や状況によって、正しい敬語を使い分けられるようにしましょう。

　また、言いにくいことを伝えるときに使う「クッション言葉」や、あらたまった場面での表現法を覚えておくと便利です。

社会人としてふさわしくない「若者言葉」

　右記のような言葉を、日常的に何気なく使っていませんか？　これらはいわゆる「若者言葉」と言われるもので、相手に不快感を与えたり、幼稚な印象を持たれてしまうため、看護護現場では使用を避けましょう。

- キモい（キモッ！）
- マジ？（マジっすか）
- ヤバい
- ウザい
- ぜんぜんOKです
- ビミョー
- めっちゃ○○
- ムカつく

など

日ごろから意識して、
正しい日本語を使う
ようにしましょう！

相手の呼び方

患者さんやご家族と親しい間柄となっても、馴れ馴れしい呼び方はせず、敬意を持った呼び方を心がけましょう。

●患者さんの呼び方

OK

● ○○さん
直接相手に呼びかけるときは、下の名前ではなく苗字で呼ぶ。

● ○○さま
アナウンスなどで呼びだすとき。

NG

●（高齢者に）
おじいちゃん、おばあちゃん

●**ニックネーム**

●**下の名前**
（子どもはのぞく）

●親族の呼び方

	相手側の呼び方	自分側の呼び方
父親	お父さま	父
母親	お母さま	母
両親	ご両親さま	両親
夫	パートナー　だんなさま	夫
妻	パートナー　奥さま	妻
息子	お子さま　息子さん	子ども　息子　長男　次男
娘	お子さま　娘さん	子ども　娘　長女　次女
家族	ご家族　みなさま	家族　家の者

敬語

正しい敬語は、相手に信頼感と安心感を抱かせます。敬語は相手と自分の立場を考えて、正しく使い分けましょう。

●代表的な敬語

尊敬語

相手に対して敬意を表す言葉です。相手の動作を示す言葉に使用します。

OK
患者さんが
お帰りになりました

NG
私が
お帰りになりました

- 動詞に「お（ご）〜になる」「お（ご）〜なさる」「〜れる（られる）」を付ける。

- 動詞を尊敬語に変える（→次ページ表を参照）。

尊敬語は相手の動作に対して使うもので、自分の動作には使いません。

謙譲語

自分の立場を相手よりも下げることで、敬意を表します。自分の動作を示す言葉に使用します。

OK
私がお持ちします

NG
患者さんが
お持ちします

- 動詞に「お（ご）〜する」「お（ご）〜いたす」「お（ご）〜申し上げる」を付ける。

- 動詞を謙譲語に変える（→次ページ表を参照）。

謙譲語は自分の動作について言うもので、相手の動作には使いません。

丁寧語

話をしている相手に対して敬意を表し、言葉をていねいな印象に変える言葉遣いです。

- 語尾に「〜です」「〜ます」「〜ございます」を付ける。
- 丁寧語には相手を高める働きはない。

美化語

敬意を表すのではなく、言葉を上品にしたり、物事を美しく表すために用いる敬語です。

- 言葉の頭に「お」や「ご」を付ける（お体、お天気、ごあいさつ、ご希望など）。
- 学校や役所などの公共物や動植物、外来語には「お」や「ご」は付けない（おコーヒー、お学校など）。

●尊敬語と謙譲語

動詞	尊敬語（主語は相手）	謙譲語（主語は自分）
いる	いらっしゃる	おる
する	なさる	いたす
言う	おっしゃる	申し上げる
行く	いらっしゃる お出でになる	参る 参上する うかがう
来る	お越しになる お見えになる いらっしゃる	参る 参上する うかがう
見る	ご覧になる	拝見する
食べる	召し上がる	いただく
知っている	ご存知である	存じ上げる
会う	お会いになる	お目にかかる
与える	くださる	差し上げる

●身内には尊敬語を用いない

院内のスタッフは「身内」ですので、患者さんなどの「お客様」にあたる人に対しては、スタッフに尊敬語を用いません。

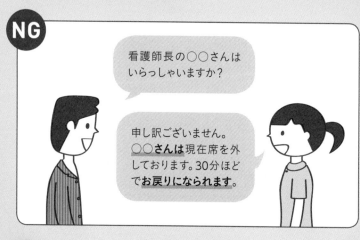

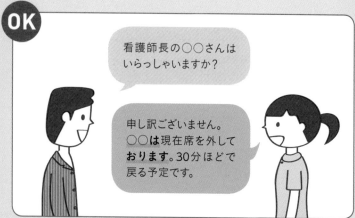

たとえ自分より目上のスタッフでも、院内スタッフの名前は呼び捨てにします。また、スタッフの行動については、謙譲語を使います。

はじめのコミュニケーション（人付き合い）の基本

1 信頼関係づくりの基本フレーズ

2 同僚・先輩とのコミュニケーション

3 お客さまとのつき合いにおける対応

4 面談での対応

5 困ったときの対応

6 ネット・ツールのコミュニケーション

言葉遣い ③
日常語を言い換える

日常会話でよく用いる言葉をていねいな表現に言い換えることで、相手への敬意を表すとともに、よいイメージを与えることができます。

●日常語のていねいな言い換え

自分や相手を指す言葉

日常語	ていねいな言い方
私、ぼく	私（わたくし）
私たち	私（わたくし）ども
あなた	○○さん、○○さま（苗字で呼ぶ）
あなたたち	みなさま
（第三者の）相手の人	先方（せんぽう）

場所・人を表す指示語

日常語	ていねいな言い方
これ、こっち	こちら
それ、そっち	そちら
あれ、あっち	あちら
どれ、どっち	どちら
だれ	どなた

日時を表す言葉

日常語	ていねいな言い方
今日（きょう）	本日（ほんじつ）
明日（あした、あす）	明日（みょうにち）
明後日（あさって）	明後日（みょうごにち）
昨日の夜	昨夜（さくや）
明日の朝	明朝（みょうちょう）
明日以降	後日（ごじつ）
この間、この前	先日、先ごろ（さきごろ）
さっき	先ほど
あとで	のちほど
その日	当日
今年	本年（ほんねん）
去年	昨年（さくねん）
おととし	一昨年（いっさくねん）

そのほかの言い換え語

日常語	ていねいな言い方
高齢者	お年を召した
太った	恰幅（かっぷく）のいい
やせた	すらっとした
いっしょに行く	お供する
伝言	言伝（ことづて）
ミス	不手際（ふてぎわ）
忘れた	失念（しつねん）した
今回	このたび
とても	大変、誠に
ちょっと	少々
どれくらい	いかほど
どうですか	いかがですか
大丈夫ですか	よろしいですか

クッション言葉

言いにくい話を切りだすときに、前置きとして使います。付け加えることで、相手を気づかったり、遠慮したりする気持ちが表せます。

● クッション言葉の使い方

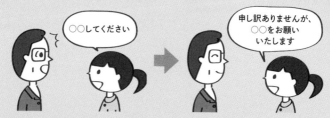

○○してください

申し訳ありませんが、○○をお願いいたします

患者さんへのお願いを唐突に伝えると、乱暴に聞こえることがあるので注意しましょう。

クッション言葉を使うと、こちらの心苦しさが伝わり、相手に受け入れてもらいやすくなります。

● 代表的なクッション言葉

相手の気持ちに寄り添う

● 恐れ入りますが
● 恐縮ですが
● 失礼ですが
● 申し訳ありませんが

相手のできる範囲でお願いする

● もしよろしければ
● 差し支えなければ
● 可能な範囲で結構ですので

自分の遠慮の思いを伝える

● 心苦しいのですが
● お手数をおかけしますが
● ご迷惑をおかけしますが
● ご面倒をおかけしますが

語尾に付けるクッション言葉

● 〜いただけないでしょうか？
● 〜願えませんか？
● 〜ですと助かります
● 〜ならば幸いです

言葉遣い ❺
あいまい表現は避ける

患者さんやご家族に説明する場合には、あいまいな表現は使わず、具体的な目安となる数字などを示すようにしましょう。

●代表的なあいまい表現

下記は日常でよく耳にする言葉ですが、内容の解釈が多様にできるため、医療現場で用いると、患者さんやご家族の誤解を招く原因にもなります。

- 少々
- たぶん
- ちゃんと
- 多少
- だいたい
- しっかり
- かなり
- のちほど
- きちんと

●あいまい言葉は具体的に言い換える

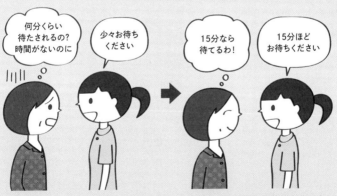

「少々」が何分なのか明確でないため、患者さんが不安を感じてしまいます。

目安になる時間を具体的に示しましょう。待ち時間の場合は、予定よりも長めに見積もるようにします。

ネガティブ言葉を ポジティブに

病気やけがによる不安でデリケートになっている患者さんやご家族には、ポジティブな印象が残る表現を心がけましょう。

●ネガティブなことは言い換えて伝える

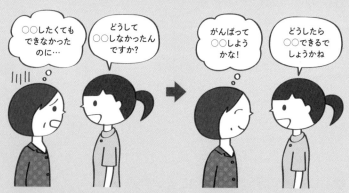

ネガティブなことをそのまま伝えると、患者さんが高圧的に感じられたり、反発される場合もあります。

ネガティブなことでも視点を変えてポジティブに言い換えることで、患者さんのやる気をうながせます。

●ネガティブ言葉の言い換え

ネガティブ言葉	ポジティブ言葉
〜のせいで	〜のおかげで
○分お待ちください	○分後にはご案内できます
すぐにはお答えできません	お調べする時間をいただけませんか
薬を飲まないと回復しませんよ	薬を飲むと、効果が出やすくなりますよ
それは、こちらの担当ではありません	それは、あちらの窓口の担当です
○日の予約は取れません	△日以上でしたら、あいている時間がございます

相談やセッション の基本

1 特別な場面での敬 語・フレーズ

2 患者・ご家族との コミュニケーション

3 患者さんの伝えら れる対応

4 患者の 対応

5

6 スタッフとの コミュニ

専門用語は 言い換える

患者さんやご家族にわかりやすい説明をする ためには、医療現場の専門用語は使わず、 一般的な言葉に言い換えます。

●専門用語は使わない

医療現場で使われている言葉には、一般的に理解しにくいものも含まれています。患者さんやご家族に治療やケアの説明をするときは、わかりやすい言葉に言い換えて伝えましょう。

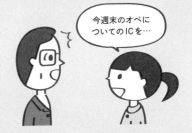

今週末のオペについてのICを…

●専門用語の言い換え

専門用語	わかりやすい言い方
オペ	手術
汗疹（かんしん）	あせも
既往（きおう）	これまでかかった病気
検尿（けんにょう）	尿の検査
現病（げんびょう）	現在治療中の病気やけが
誤嚥（ごえん）	間違って気管に入る
褥瘡（じょくそう）	床ずれ
水疱（すいほう）	水ぶくれ
清拭（せいしき）	お体を拭く
抜糸（ばっし）	糸を抜く
浮腫（ふしゅ）	むくみ
IC	医師からの説明
問診（もんしん）	お体の状態や経過についてうかがう

おわりに

　看護職のキャリア支援を仕事にしている私のもとには、多くの看護職が相談にやって来ます。その悩みの多くは人間関係によるものです。「仕事がうまくできない」「失敗ばかりしてしまう」「先輩が仕事を教えてくれない」など、一見まったく異なる悩みであっても、いずれも根本は人間関係が発端となっていることが多いものです。患者さんや上司、先輩、同僚と上手にコミュニケーションが取れないがゆえに、関係性が悪化して緊張感が増し、それが仕事にも影響しているようです。「なぜ、コミュニケーションをうまく取れないのだろう？」と悩む看護師の多くは、「自分に至らないところがあるに違いない」「もっとがんばらなくては」と考える、まじめでやさしい気持ちの持ち主ばかりです。そしてそんな人たちばかりが、なぜか患者さんや上司、先輩たちから「いじわる」をされるのです。つまり、そのいじわるの相手が自分になっていることこそが、看護師の悩みの種になっています。

　新人看護職を感情のはけ口にして精神的健康を保とうとする、患者さんや同僚がいる場合もあります。また、反論しなさそうな相手に、いじわるをぶつけてく

る場合もあります。そういった「自分に非がない被害」について、なかなか相談もできず、自分に害を与える相手にも抵抗できずにいる人が多いのです。

　言いたいことがあるにもかかわらず、言えない――その理由を尋ねると、多くの人は「相手が傷つくから」「相手に嫌われたくないから」「自分ががまんすればいいから」と答えます。これは決して、その人の性格に由来する理由ではありません。コミュニケーションのための適切な言葉と伝え方を知らないだけなのです。

　反対に、適切な言葉や伝え方を知れば、仕事への不安や悩みを減らすことができます。言葉を知るということは、それだけ大きな力を持つものであり、自分の未来に影響するものなのです。

　まずは本書を活用し、基本的な言葉や表現を知り、多くの文章や人と出会うきっかけにしましょう。そしてコミュニケーション力を強化し、看護師としての道をいきいきと進んでほしいと願っています。

NPO法人 看護職キャリアサポート代表　濱田安岐子

監修

木澤晃代（きざわあきよ）

日本大学病院看護部長。河北総合病院、筑波メディカルセンター病院を経て2017年より現職。2004年救急看護認定看護師資格取得。2008年東京女子医科大学大学院看護学研究科博士前期課程クリティカルケア看護学修了。2009年急性・重症患者看護専門看護師資格取得。2015年特定行為研修修了、富山大学大学院医学薬学教育学部（博士課程）生命・臨床医学専攻危機管理医学修了、日本看護協会看護研修学校の認定看護師教育課程特定行為研修担当。自らのキャリア形成を基盤に、臨床実践に重点をおき、問題解決能力の高い看護師の育成に力を入れている。

濱田安岐子（はまだあきこ）

NPO法人看護職キャリアサポート代表。株式会社はたらく幸せ研究所代表取締役社長。看護専門学校卒業、臨床経験11年。病院看護部での教育担当と3年間の看護専門学校専任教員経験の後、キャリア・ディベロップメント・アドバイザーの資格取得（2016年〜国家資格キャリアコンサルタント登録）。2006年から独立し看護師のキャリアカウンセリングや病院看護部の教育プログラム企画運営等の支援を始める。2010年にNPO法人看護職キャリアサポートを設立、2018年株式会社はたらく幸せ研究所を設立し、病院に所属せず、利害関係のない第3者の立場で看護職へのキャリアカウンセリングを実施。その他、執筆活動や研修講師を通して、看護師の自分らしいキャリア作りを支援している。

参考文献

『医療現場の応対用語』江藤かをる（サイオ出版）/『コミュニケーションと共に学ぶ基礎看護技術』大津廣子、岩脇陽子（メディカルレビュー社）/『医療に従事する人のための 改訂版 患者接遇マナー基本テキスト』田中千恵子（日本能率協会マネジメントセンター）/『対象を理解して学ぶ領域別コミュニケーション Nursing Canvas編集室（学研メディカル秀潤社）/『看護師のための マナー・言葉かけ・接し方ハンドブック』福井小紀子、吉内一浩、黒木由里子（ナツメ社）/『看護の現場ですぐに役立つ 患者接遇のキホン』三瓶舞紀子（秀和システム）/『看護師のための語彙力・対話力』吉田裕子（日本医療企画）

STAFF

編集協力
引田光江（グループONES）
三浦由子

カバーデザイン
橘 奈緒

DTP
大島歌織

イラスト
加藤陽子

看護で使える言葉がけ
シーン別実例250

監　修	木澤晃代　濱田安岐子	
発行者	佐藤　秀	
発行所	株式会社つちや書店	
	〒113-0023　東京都文京区向丘1-8-13	
	TEL 03-3816-2071　FAX 03-3816-2072	
	E-mail info@tsuchiyashoten.co.jp	
印刷・製本	日経印刷株式会社	

©Tsuchiyashoten, 2020 Printed in Japan